Liver Cancer:
Symptoms, Stages and Treatment

肝癌：症状、分期和治疗

主编 ◎ [美]尼可·格雷夫斯　　主译 ◎ 黄孝伦

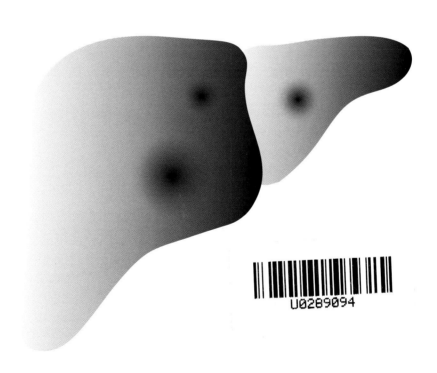

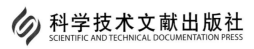

科学技术文献出版社
SCIENTIFIC AND TECHNICAL DOCUMENTATION PRESS

·北京·

图书在版编目（CIP）数据

肝癌：症状、分期和治疗 /（美）尼可·格雷夫斯（Nicole Graves）主编；黄孝伦主译.—北京：科学技术文献出版社，2023. 11

书名原文：Liver Cancer：Symptoms，Stages and Treatment

ISBN 978-7-5235-0951-7

Ⅰ.①肝… Ⅱ.①尼… ②黄… Ⅲ.①肝癌—诊疗 Ⅳ.① R735.7

中国国家版本馆 CIP 数据核字（2023）第 208525 号

著作权合同登记号　图字：01-2023-4839

中文简体字版权专有权归科学技术文献出版社所有

"Translated from" Liver Cancer：Symptoms，Stages and Treatment

Edited by Nicole Graves

Published by Foster Academics Inc.，USA www. FosterAcademics.com

Copyright © Foster Academics，2020

肝癌：症状、分期和治疗

策划编辑：张　蓉　责任编辑：张　蓉　姜　毅　责任校对：张吲哚　责任出版：张志平

出　版　者	科学技术文献出版社	
地　　　址	北京市复兴路15号　邮编 100038	
编　务　部	（010）58882938，58882087（传真）	
发　行　部	（010）58882868，58882870（传真）	
邮　购　部	（010）58882873	
官 方 网 址	www.stdp.com.cn	
发　行　者	科学技术文献出版社发行　全国各地新华书店经销	
印　刷　者	北京时尚印佳彩色印刷有限公司	
版　　　次	2023 年 11 月第 1 版　2023 年 11 月第 1 次印刷	
开　　　本	889×1194　1/16	
字　　　数	158千	
印　　　张	7.5　彩插8面	
书　　　号	ISBN 978-7-5235-0951-7	
定　　　价	65.00元	

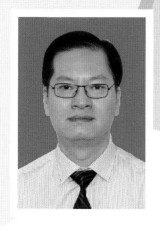

主译简介

黄孝伦

教授，主任医师（一级专家），博士研究生导师，现任电子科技大学附属肿瘤医院（四川省肿瘤医院）肝胆胰外科中心和肝脏移植中心主任；享受国务院政府特殊津贴专家，四川省学术和技术带头人。

工作经验

1998 年获四川大学华西临床医学院医学博士学位。1998—2002 年，黄孝伦于中山大学师从黄洁夫教授，博士后出站留校，在中山大学附属第一医院器官移植中心工作。2002—2010 年，在美国宾夕法尼亚大学医院器官移植中心先后担任研究员和外科助理教授。2010—2022 年，担任电子科技大学附属医院肝胆胰外科中心和细胞移植中心主任。

学术任职

中国医师协会外科医师分会委员，中国免疫学会理事会理事，四川省医学会细胞生物治疗专业委员会首届主任委员，四川省医学会胰腺外科专业委员会副主任委员，中华医学会医疗事故鉴定专家；担任科技部重点研发项目课题组组长；担任《中华消化外科杂志》《中华肝胆外科杂志》《中华普通外科杂志》、*Cancer Plus*、*Trauma and Emergency Medicine*、*Frontiers in Transplantation* 等杂志编委。

学术成果

曾获美国移植学会杰出研究者奖；现承担科技部重点研发项目、四川省重点项目 10 余项；发表 SCI 收录论文 60 余篇，总影响因子超过 200。

译者名单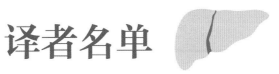

主　译　黄孝伦　电子科技大学附属肿瘤医院

译　者（按姓氏拼音排序）

　　　　冯天航　电子科技大学附属医院

　　　　胡安斌　中山大学附属第一医院

　　　　蒋　维　四川大学华西医院

　　　　赖春友　电子科技大学附属医院

　　　　吕朵朵　四川大学华西医院

　　　　石　瑛　电子科技大学医学院

　　　　唐　红　四川大学华西医院

　　　　杨家印　四川大学华西医院

　　　　姚豫桐　电子科技大学附属医院

　　　　张万广　华中科技大学同济医学院附属同济医院

　　　　邹海波　电子科技大学附属医院

原著前言

    肝癌是起源于肝脏的一种癌症，它可以累及肝细胞、胆管细胞、免疫细胞、肌肉和肝脏血管。有部分肝癌来源于胃肠道肿瘤转移。肝癌通常在晚期才被确诊，其常见类型为肝细胞癌和胆管细胞癌。肝细胞癌的症状有贫血、呕吐、腹部肿块及疼痛、黄疸、发热等。胆管细胞癌常伴随有黄疸、肝大、腹痛、出汗和体重减轻等症状。肝癌的主要发病原因是乙型和丙型肝炎导致的肝硬化，以及过度饮酒所致的酒精性肝硬化。许多成像技术被应用于肝癌的诊断，例如 CT、MRI、超声、内镜逆行胰胆管造影、磁共振胰胆管成像等。手术局部切除、肝移植、经皮消融、经动脉化疗栓塞术、光动力治疗、近距离放射治疗和射频消融术都适用于肝癌的治疗。

    本书揭示了肝癌领域的最新研究，包括国际专家对癌症症状、阶段和治疗的贡献。其中连贯的主题、通俗易懂的语言和广泛适用的病例，可让读者受益匪浅。

    书中所有数据的收集都是随着该领域的最新进展展开的，且以一种通俗的方式呈现来自全球肝癌治疗领域的多样化发展。每一章中表达的意见仅属于作者，他们对主题的诠释是本书的组成部分。基于此，我精心整理成书，以便更好地让读者从中受益。

    最后，感谢所有为完成本书付出时间和努力的人，以及每一步都给予我支持的朋友和家人。

编者

中文版前言

近20年来，医学、生物医学、循证医学，以及人文医学的蓬勃发展，引领了外科学理念的改变，并推动了传统外科治疗模式向精准外科模式的转变，单学科诊疗模式向多学科协同的诊疗模式深化。因此，面对癌症这一世界性的医学难题，需要临床医师、影像医师和医学相关基础领域的研究者们，针对临床上所发现的问题，尤其是治疗后存活率低、生活质量严重下降的难题，以问题为导向，将解决方案进行有序的整理，并通过循证医学、人文医学，以及个体化医学，在先进的信息科学技术方法引导下，形成癌症诊断、治疗及预后的一种全新的外科理念和技术体系。

《肝癌：症状、分期和治疗》的主编 Nicole Graves 教授围绕肝癌的病因学、诊断学、影像学、治疗学并结合人文医学和肝癌领域最新的研究发现，阐述了全球不同地区对肝癌的最新认知。优选了对临床诊疗工作有实际指导意义的部分，进行了详细阐述，不仅介绍了肝癌的诊疗、发生、肿瘤干细胞、代谢机制及预后等，并在此基础上对相关知识及背景进行了梳理。从年轻医师到资深专家都可以根据自己的兴趣和理解，从中获得想要的知识。

本书能够顺利出版，得到了四川大学华西医院杨家印教授、唐红教授，华中科技大学同济医学院附属同济医院张万广教授，中山大学附属第一医院胡安斌教授，以及电子科技大学附属肿瘤医院团队的大力支持。我们历时近一年，完成了翻译工作。在此，对他们的支持、帮助和贡献，表示衷心的感谢！本书涉及内容较为广泛，译者们难免有疏漏之处，请广大同行斧正。

电子科技大学附属肿瘤医院、四川省癌症防治中心

目 录

第 1 章

肝细胞癌诊断

Ayse Kefeli，Sebahat Basyigit，
Abdullah Ozgur Yeniova

〈摘〉〈要〉

肝细胞癌（hepatocellular carcinoma，HCC）是全球最常见的癌症之一，尤其在发展中国家，好发于慢性丙型肝炎病毒（hepatitis C virus，HCV）和乙型肝炎病毒（hepatitis B virus，HBV）感染所致的慢性肝病和肝硬化患者。随着肿瘤增大、肝内扩散和远处转移，肝癌患者的预期生存期很短，平均仅为 6 ~ 20 个月。因此，为肝癌患者提供有用且高效的治疗方法是目前研究的重点。外科手术切除或肝移植可以为 HCC 患者提供根治的机会。在过去 10 余年，外科手术的适应证也在不断更新，符合米兰标准的患者长期生存率得以进一步提高。影响肝癌预后的因素有很多，首先许多 HCC 患者在就诊时已经处于进展期，并不适合外科手术切除或肝移植。即使有肝移植的机会，也面临着器官短缺的情况，许多患者在等待器官捐献时就已经死亡。局部消融作为一种等待肝移植期间的"桥梁"疗法，不仅可以为肝癌患者争取更多的时间，还能在等待过程中起到控制肿瘤的作用。HCC 的诊断对治疗和预后十分重要，影像学检查是最常用的诊断工具，诊断困难时，可以结合血清标志物检测和肝活体组织检查。超声是最方便的检查手段，发现可疑的病变通常需要其他影像学检查来进一步确诊。对于符合HCC典型诊断特征（如CT 检查显示动脉期强化明显、门静脉期强化减弱，或 MR T_2WI 信号强度增强）的高危患者，无须再进行组织学确认。

关键词：肝细胞癌，甲胎蛋白，CT，MRI

1. 简介

HCC 是肝脏最常见的原发性肿瘤，这些患者通常具有慢性肝病的背景。HCC 是男性第五位、女性第八位常见癌症，也是世界上第二位癌症死亡原因[1]。尽管癌症登记数量有限，HCC 诊断尚存不足，但 HCC 发病率仍在增加，尤其是在发展中国家。HCC 的早期诊断对于包括外科手术切除、肝移植等治疗的选择至关重要。鉴于肝癌好发于具有慢性肝病的患者，定期检测高危人群十分重要，监测计划也在不断更新，以期在早期发现肝癌，可以降低治疗成本[2-6]。目前，HCC 早期诊断仍主要通过血清标志物，如甲胎蛋白（alpha-fetoprotein，AFP）评估和肝脏影像学检查，可以筛查一部分早期HCC，实现根治的目标[7]。当通过监测确定肝脏有病变时，需要结合系列动态成像、肿瘤标志物，甚至肝活体组织检查来确诊 HCC。虽然影像学方法对明确 HCC 的诊断具有主要作用，但在小的或不典型的肝脏病变中，血清肿瘤标志物和肝活体组织检查仍然具有重要作用。另外，东西方医疗机构的诊断方法存在差异，目前尚缺乏通用的诊断指南。本章的目的主要是回顾目前常用于 HCC 诊断的方法，包括血清标志物、影像学技术和组织学评估，并对 HCC 诊断方法的国际指南进行比较。

2. 肝细胞癌的诊断

HCC 的诊断方法通常取决于病变的大小，尤其是病变是小于 1 cm 还是大于 1 cm，诊断方法有所不同。美国肝病研究协会（American Association for the Study of Liver Diseases，AASLD）和韩国肝癌研究小组 – 国家癌症中心（Korean Liver Cancer Study Group–National Cancer Center，KLCSG–NCC）指南建议，如果病变小于 1 cm，则每 3 ~ 6 个月进行一次超声随访，如果病变大于 1 cm，则最好采用对比增强 4 期相 CT 或 MRI 进行成像（图 1.1）；欧洲肝脏研究协会（European Association for the Study of the Liver，EASL）指南有不同的诊断方法，基于病变直径分为 3 个层面，第一个是直径小于 1 cm 的结节，第二个是直径为 1 ~ 2 cm 的结节，第三个是直径大于 2 cm 的结节；亚太肝脏研究协会（Asian Pacific Association for the Study of the Liver，APASL）指南则不考虑肝脏病变的大小。最近的指南都有所不同，见图 1.2 ~ 图 1.4。

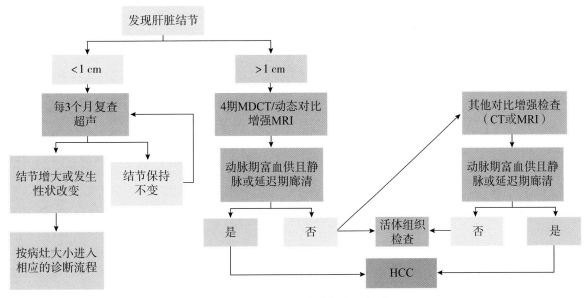

MDCT：多排探测器计算机断层摄影。

图 1.1　AASLD 指南对于经超声发现的 HCC 高危人群肝脏结节的诊断流程

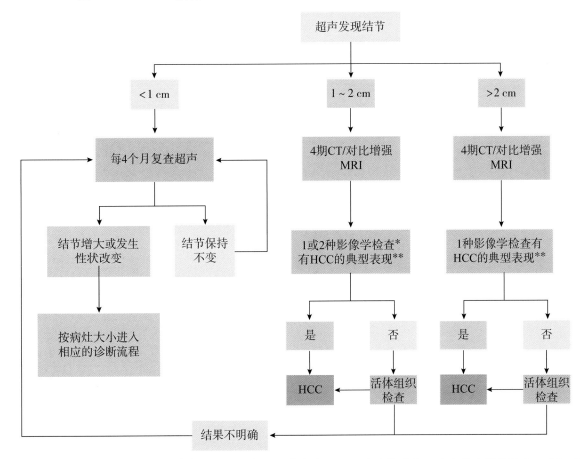

*1 种影像学检查，仅推荐用于拥有高端影像设备的大诊疗中心，如果此诊疗中心没有高端影像设备，建议用 2 种影像学检查；**HCC 的影像学典型表现为动脉期富血供且静脉期 / 延迟期廓清。

图 1.2　EASL 指南对于经超声发现的 HCC 高危人群肝脏结节的诊断流程

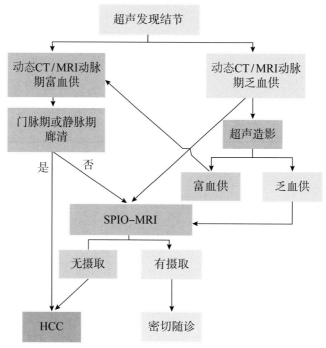

SPIO-MRI：脂质磁性纳米粒磁共振成像。

图 1.3 APASL 指南对于超声发现的 HCC 高危人群肝脏结节的诊断流程

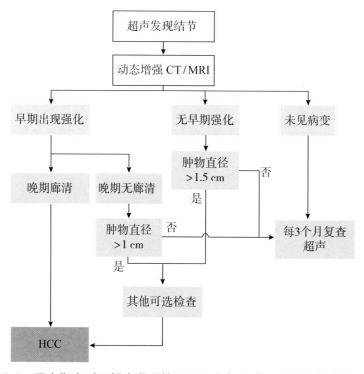

图 1.4 日本指南对于超声发现的 HCC 高危人群肝脏结节的诊断流程

对于 HCC 高风险人群，如影像上具有典型特征（4 期增强 CT 或 MRI），包括动脉期富血供强化，伴随门静脉期强化减弱（对比剂廓清），或 MRI 上 T_2 信号升高，则无须进行组织学确认。对于诊断不清，病变缺乏上述典型影像学特征，并且结果可能影响患者管理的病变，则需要进行活体组织检查。

由于血清标志物对 HCC 诊断具有重要作用，现在很少需要活体组织检查来确诊。尽管既往的指南将血清 AFP 水平的升高作为监测的血清学标志物，由于其在早期筛查的 HCC 患者中 AFP 表达普遍不高，最近几年的指南便不再将血清 AFP 的测量纳入早期监测项目中。

亚洲、美国及欧洲的指南和肝脏影像报告及数据系统（liver imaging-reporting and data system, LI-RADS）都指出既往影像诊断标准的不足，包括对影像特征的精准定义缺乏明确的共识、二元分类（确定或不确定 HCC），以及不能识别非 HCC 的恶性肿瘤[8]。

EASL、AASLD、APASL、日本指南和 LI-RADS 的比较见表 1.1。

表 1.1　EASL、AASLD、APASL、日本指南和 LI-RADS 的比较

	EASL	AASLD	APASL	日本	LI-RADS
目标人群	肝硬化患者	HBV 携带者肝硬化患者	肝硬化合并乙型病毒性肝炎（简称乙型肝炎）或丙型病毒性肝炎（简称丙型肝炎）者	HCC 的高风险患者	HCC 的高风险患者
目标病变	超声发现的结节	超声发现的结节	超声发现的结节和 AFP 升高	超声发现的结节和 AFP、AFP-L3、DCP 升高	所有结节
影像学检查	4 phase MDCT、CE-MRI	4 phase MDCT、CE-MRI	CT、CEUS、SPIO-MRI	CT、CEUS、Gd-EOB-DTPA 增强 MRI、CT 血管造影	CT，使用胞外对比剂和肝胆特异性对比剂的 MRI
诊断标准	>1 cm；动脉期强化；门脉期、延迟期廓清	>1 cm；动脉期强化；门脉期、延迟期廓清	门脉期、延迟期廓清；SPIO-MRI 高信号或 CEUS 的 Kupffer 期无显像剂摄取；忽略病变大小	动脉期强化；延迟期廓清；大于 1 cm	动脉期强化；门脉期、延迟期廓清；包膜强化
需要的检查次数	≥2 cm：一次检查；1~2 cm：两次检查	一次检查	一次检查	一次检查	一次检查
血清标志物	N/A	N/A	仅适用于小结节（<1 cm）	有	N/A
诊断范畴	HCC；非 HCC；不确定	HCC；非 HCC；不确定	HCC；非 HCC；不确定	HCC；非 HCC；不确定	LR-1 类明确良性；LR-2 类良性可能性大；LR-3 类不确定；LR-4 类 HCC 可能性大；LR-5 类明确 HCC；LR-5V 类明确的静脉内瘤栓；LR-M 类可能的非 HCC 恶性结节

续表

	EASL	AASLD	APASL	日本	LI-RADS
未经活体组织检查的亚厘米级结节的诊断	无	无	有（肿瘤标志物 + 影像）	无	有（HCC 可能性大）
活体组织检查	有	有	无	有	有（LR-4类，LR-M类）

注：AASLD：美国肝病研究协会；EASL：欧洲肝脏研究会；AFP：甲胎蛋白；AP：动脉期；CHB：慢性乙型肝炎；CHC：慢性丙型肝炎；DP：延迟期；APASL：亚太肝脏研究协会；4 phase MDCT：4 相多探头计算机断层扫描；CE-MRI：对比增强磁共振成像；HCC：肝细胞癌；LI-RADS：肝脏成像报告及数据系统；N/A：不适用；CEUS：对比增强超声；Gd-EOB-DTPA：钆塞酸二钠注射液；SPIO-MRI：脂质磁性纳米粒磁共振成像；DCP：脱 - γ - 羧基凝血酶原；LR：肝脏影像报告及数据系统。

2.1　血清标志物

理想的生物标志物应该有助于疾病的诊断和监测，具有足够的敏感度和特异度，以确定其分期，便于在目标人群中进行简单和可重复的筛查，且成本较低。

血清 AFP 浓度是 HCC 最常用的标志物。其他几种血清学标志物 [如 DES- γ - 羧基凝血酶（des-γ-carboxy-prothrombin，DCP）、Glypican-3] 可提示 HCC 的存在，但这些标志物在临床实践中通常不单独使用，与血清 AFP 联合检测可以提高 HCC 诊断的准确度。

2.1.1　甲胎蛋白

AFP 是 HCC 诊断最常用的标志物，其水平与 HCC 的其他临床特征，如大小、分期或预后并不一致。正常情况下，AFP 在妊娠期间由胎肝和卵黄囊产生。对于性腺来源的肿瘤（生殖细胞和非生殖细胞），以及其他各种恶性肿瘤，其 AFP 的血清浓度在妊娠期间会升高 [9]。血清 AFP 升高也可见于没有 HCC 的慢性肝病患者，如急性或慢性病毒性肝炎，尤其是丙型肝炎患者 [10]。

AFP 虽然在临床实践中具有实用价值，但其准确度受到了较大的质疑。主要是由于 AFP 在早期 HCC 中表达低，并且受其他因素的影响，尤其对于是否继续用于 HCC 监测的争论越来越多。为此，包括 EASL 和 ASLD 在内的许多指南不再将 AFP 检测用于 HCC 监测。只有亚洲指南建议每 6 个月做一次超声检查和 AFP 测定。但要注意的是，肝硬化或乙型肝炎患者血清 AFP 一旦升高，医师要考虑患者已经发生了癌变。

高风险患者的血清水平高于 500 µg/L（大多数实验室的正常值在 10 ~ 20 µg/L）是 HCC 的诊断标准 [11]。有些 HCC 患者中所有肿瘤细胞都不分泌 AFP，就无法检测到高出正常值的 AFP，并且在高达 40% 的小肝癌中是不敏感的 [12]。因此部分肝癌也可以在 AFP 水平较低的情况下被确诊。血清 AFP 水平升高也与 HCC 引起的晚期纤维化所致的肝损伤有关。肝硬化患者 AFP 值持续升高，与血清 AFP 水平波动或正常的患者相比，发生 HCC 的风险增加（在一份报告中，分别为 29%、13% 和 2.4%）[13]。

血清 AFP 诊断 HCC 的敏感度、特异度和预测价值仍存在争议。没有严格的临界值，只有普遍接受的临界值，即 > 20 μg/L。一个综述中提及的 5 项研究显示，基于大于 20 μg/L 的临界值，诊断 HCC 的敏感度为 41% ~ 65%，特异度为 80% ~ 94%[14]。

无论是否高于临界值，AFP 水平的持续增加可能比 AFP 的一次测量具有更高的诊断准确度。使用纵向 AFP 测量可以确定 AFP 增加的程度。已有研究报道，若 AFP 水平相较于上一年的最低点升高超过 2 μg/L，则可以保证监测的高敏感度，同时也可增加特异度[15]。

ASLD 和 EASL 指南建议仅使用超声检查来实现这一目标，但考虑到 AFP 虽不具有最优的敏感度和特异度[2-3]，然而 AFP 与超声联合使用时，其对早期 HCC 的敏感度高达 63%[16]。

在欧美国家肝病协会认为血清 AFP 对于肝癌的诊断可靠性差、敏感度低，但它对于判定预后十分重要，尤其是在接受肝切除手术和考虑进行肝移植的患者中。亚洲国家大多认为 AFP 升高与肿瘤大小及分期的增加、肝外转移、门静脉血栓形成有关。无论肿瘤大小如何，AFP 水平大于 1000 μg/L 的患者在肝移植后复发的风险极高[17-18]。

2.1.2　甲胎蛋白 L3

AFP-L3 是 AFP 的异变体，AFP 的不同亚型可以通过特定凝集素的电泳技术识别[19]。由于血清 AFP 测定的局限性，AFP 的其他几种异变体，如 AFP-L3，已被联合应用于诊断 HCC 或评估 HCC 患者的预后。AFP-L3 是一种新开发的检测方法，是 AFP（hs-AFP-L3）的高度敏感组分。在 AFP 小于 20 ng/mL 的患者中，用高度灵敏的方法测量治疗前 AFP 异质体比率（AFP-L3%）比用传统方法更能用于 HCC 的诊断和预后[20]。

此外，高敏 AFP 异质体比率（hs-AFP-L3%）可以在 HCC 病灶可测量之前就升高，该检测可有助于识别具有较高 HCC 风险的良性肝病患者[21]。

2.1.3　小分子核糖核酸

小分子核糖核酸（micro ribonucleic acid，miRNA）是一类新的临床生物标志物和潜在的癌症治疗靶点。miRNA 在细胞生长、增殖、分化、凋亡和癌变等生物学过程中起关键作用。HBV 或 HCV 相关的 HCC，其发生和发展与血清、血浆、肝组织 miRNAs 谱失衡有关。体液中特定 miRNA 水平和（或）特征与肝癌之间存在相关性[22-23]。miRNA 有望成为诊断、分期、进展、预后和治疗反应潜在且有效的生物标志物。

miRNA 具有临床实用性，且容易收集，在血清或血浆样本中可以检测这些分子。而且 miRNA 具有很高的稳定性，即使是在已知会导致 RNA 降解的条件下，如温度和 pH 水平的波动，以及长期储存，通常也可以检测到 miRNA[24-25]。miRNA 组合库可用于区分患者有没有 HCC，现已作为血液早期筛查 HCC 的生物标志物。miRNA 也是 HCC 发病机制的重要调节因子，但关于大多数 miRNA 与 HCC 之间关系的明确结论，仍待进一步探索[26-28]。

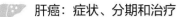

2.1.4 脱-γ-羧基凝血酶原

DCP 也称为维生素 K 缺乏或拮抗剂 II 诱导的蛋白质（PIVKA- II），是蛋白凝血酶原的一种异常形式。正常肝细胞中，通过维生素 K 依赖性谷氨酸羧化酶的催化作用将凝血酶原 N 端中的谷氨酸残基完全羧化，使之成为有活性的凝血酶原。肝癌细胞中缺乏该羧化酶，从而分泌异常凝血酶原。DCP 已被用作 HCC 的生物标志物[29-30]。

AFP、AFP-L3% 和 DCP 的敏感度分别为 68%、62% 和 73%。当这 3 个标志物结合使用时，敏感度提高到 86%。DCP 水平通常与 HCC 肿瘤大小和转移相关。DCP 与 AFP 相比更为敏感（73% ～ 87% vs. 67% ～ 63%），特异度分别为 91% 和 78%，并且 HCC 患者的阳性预测值高达 87%[31-32]。APASL 指南建议同时测量 AFP 和 DCP[4]。此外，血清 DCP 升高与门静脉侵犯和（或）肝内转移显著相关。在检测 HCC 时，建议同时测量 AFP 和 DCP[31-32]。

除 HCC 患者 DCP 升高外，梗阻性黄疸、肝内胆汁淤积导致维生素 K 水平慢性下降，以及摄入华法林或广谱抗生素等药物，均可导致 DCP 数值升高。25% ～ 50% 的肝癌患者的 DCP 值在参考范围内，DCP 值正常不能完全排除 HCC。

同时测定 AFP 和 DCP 可用于监测 HCC 术后患者的复发情况，但单一标志物降至正常水平并不代表没有肿瘤复发[33]。

2.1.5 Glypican-3

Glypican（GPC）是一个硫酸乙酰肝素蛋白多糖家族，通过脂质锚定与细胞表面结合。至今这个家族的 6 名成员（GPC1 ～ 6）已经被确认，其中 GPC-3 的表达与肝细胞恶性转化密切相关[34]，是肝癌诊断的特异性胚系标志物[35]。

HCC 患者血清 GPC-3 具有很高的特异度（90% ～ 100%），但血清 GPC-3 的敏感度相对较低。如果 GPC-3 与 AFP 联合测定，其敏感度得以提高[36-37]。

2.1.6 蛋白质组血标志物

基于蛋白质组的生物标志物可以反映 HCC 早期变化和代谢特征，尽管这些生物标志物目前尚未被推荐用于 HCC 监测或诊断，但蛋白质组高通量筛查有望成为一种能够诊断早期 HCC 和相关疾病的无创检测方法。目前已有 6 项研究采用了蛋白质组学作为诊断 HCC 的生物标志物[38]。

2.1.7 其他血清学标志物

其他 HCC 血清学标志物如下。

（1）肿瘤相关 γ-谷氨酰转肽酶同工酶：血清 AFP 浓度正常的 HCC 患者中，有 42% 存在 γ-谷氨酰转肽酶升高，50% 虽然升高但没有诊断价值[39]。

（2）尿液转化生长因子 β1：转化生长因子（transforming growth factor，TGF）β1 具有较高的特异度（99%），但敏感度为 53.1%。同时测定 TGF-β1 和 AFP 这两个标志物可显著提高诊断准确度（90.1%）和敏感度（84%），具有较高的特异度（98%）和阳性比[40]。

（3）血清 α-L-岩藻糖苷酶活性[41]。

（4）人羧酸酯酶 1[42]。

（5）乙酰肉碱[43]。

2.2 影像学研究

影像学研究对肝癌的诊断具有重要作用。日本和 KLCSG-NCC 指南的建议基于血清生物学标志物和影像学成像，而 APASL、EASL 和 ASLD 指南的建议仅基于 HCC 诊断的影像学成像。超声、CT、MRI 和血管造影是诊断肝癌最常用的影像学检查。从本质上来说，典型的动态影像学特征（CT、MRI、血管造影或 CEUS 在动脉期摄取造影剂和门脉期或延迟期对比剂进行早期廓清）奠定了早期 HCC 影像学诊断的基础[2-6]。

肝癌的大小和表现在影像学研究中变异较多，如有小的缺乏富血供结节或肿块，既可能有坏死、脂肪和（或）钙化，又可能为结节样多发肿块合并多种密度，如中央坏死及浸润性弥漫性病变[44]。

2.2.1 超声

超声是慢性肝病患者用于筛查 HCC 的首选方法，如果超声上发现病变，则应进一步对病变进行 CT 或 MRI 评估[2-6]。

超声具有低成本、无创、高可用性和高特异度的特点，但它也有一些缺点，如敏感度低和依赖于操作者。因此，超声应该用作筛查手段，而不是 HCC 的确诊方法。CEUS 可与动态 CT 或 MRI 一样敏感，用于 HCC 的确诊[4]。

HCC 可呈现多种影像结构：与正常肝脏相比，大多数小病灶 HCC 表现为低回声；当病灶较大时，由于病变内纤维、脂肪化改变、坏死和钙化，表现为不均匀回声[45]；周围低回声晕出现于局部脂肪间隔，而弥漫性病变有时难以与背景肝硬化区分[46]。

2.2.2 CT

在 HCC 检测中，精确采集到肝动脉和肝静脉 – 门静脉联合延迟期图像的四期 CT，对于确定病变的影像特征极为重要，因为在肝癌发生过程中，供血血管和血流动力学状态会发生一系列变化[47]。如果未采集到早期血管成像，可能会遗漏一些病变。使用高注射速率和适当的静脉推注时间很重要。对于大于 1 cm 的肿瘤，高质量四期 CT 检测 HCC 患者的灵敏度为 60% ~ 94.4%，对于小于 1 cm 的肿瘤，其灵敏度降低到 33% ~ 45%[48]。CT 上 HCC 特征是动脉期强化，随后出现对比剂廓清，意味着门静脉期和（或）延迟期，肿瘤变得边界模糊或密度减低。出现动脉强化后伴有对比剂廓清，诊断 HCC 的敏感度和特异度分别为 90% 和 95%[49-52]。

肝脏发现动脉强化的小结节很常见，大多数结节为良性[53-54]。尽管如此，应尽一切努力，包括影像随访或进行活体组织检查，以确定这些结节的性质[55]。

在 HCC 患者中，CT 平扫通常为等密度或低密度肿块。如果肿块较大，则可看到中央坏死区域表现为低密度。

在肝动脉期，HCC 通常是高密度的（相对于肝实质），但由于是富血供肿瘤，可能发生动脉 –

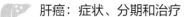

门静脉分流。因此，可以看到肝动脉、门静脉分流导致的楔形灌注异常，并可导致正常肝脏中局部脂肪改变或弥漫性脂肪肝的局部脂肪沉积[56]。在其他原因所致的脂肪肝中，HCC 周围也可以看到局部脂肪沉积的晕圈[57]。

门静脉期与肝实质强化高峰相吻合的特征是门静脉与肝静脉同时强化。在这一阶段，小病灶可以是等密度或低密度的，随着肝脏实质密度增高，小病灶有时很难与周围肝实质区分开来。伴有坏死区域的较大病灶在这一时期为低密度[58]。

门静脉期和延迟期可以测量结节直径，显示乏血供的结节，其中包括低级别不典型增生结节、高级别不典型增生结节、早期 HCC 和高分化 HCC。在某些不典型增生结节和早期 HCC 病例中仍存在门脉血供，而其他结节中门静脉血供减少，因为这些早期 HCC 的病灶中仍存在门脉血供，而动脉血供并未增加。

典型的增生结节和 HCC 在 CT 上未出现早期强化，在病理学上的解释为动脉血供没有增加，因此依然以门脉血供为主。此外，这些期相还可以发现 HCC 的并发症，如门静脉／肝脏侵犯和血管血栓／癌栓形成[59]。并且，CT 还能确定其他并发症，如出血和腹腔积血。

丰富的血供或大的坏死性肿块提示为 HCC 的可能性较高，但其他肝脏病变（良性或恶性）也能在 CT 上出现类似于 HCC 的影像。并且，也可能出现假阴性 CT 成像。对于伴有 AFP 升高的肝硬化患者，如果诊断不能肯定，可以利用 MRI 或其他成像方式来帮助鉴别诊断。

2.2.3 MRI

MRI 是评估超声发现的肝脏异常病变是否为 HCC 的最佳检查方法。肝癌的 MRI 表现取决于多种因素，如肿瘤出血、纤维化程度、组织学类型、坏死程度和脂肪浸润的量。

相对于肝脏，肝癌 T_1 加权像可能是等信号、低信号或高信号。在 T_2 加权像上，肝癌通常是高信号的。结合增强前后 MRI 图像，70% ~ 85% 的孤立性 HCC 可诊断出来[60]。然而，当肿瘤直径小于 2 cm 时，MRI 敏感度相对较低[51]。

MRI 可帮助鉴别肝硬化结节和 HCC：①如果在 T_2 加权像上肿块呈较高信号，首先考虑肝癌；②如果肿块在 T_1 和 T_2 加权像上呈低信号，则首先考虑含铁再生结节或含铁增生异常结节；③如果肿块在 T_1 加权像上是高信号，而在 T_2 加权像中是低信号或等信号，则是不典型增生结节或低级别 HCC[61]。

肝细胞特异性对比增强 MRI（包括非特异性钆增强 MRI）通常显示出越来越多的亚厘米级的肝硬化结节，通过这些技术可以区分肝癌和高级别异常增生结节[62]。如果这些亚厘米级富血供结节表现为动脉期强化和"对比剂廓清"、弥散受限或在 T_2 加权成像上为高信号，在肝胆期表现为低信号，则可确诊为 HCC 结节。

然而，异常增生结节和再生结节也可表现出类似的强化特征。HCC 增强程度变异较大，尤其是在较大肿瘤存在不同程度坏死的情况下。此外，快速充盈型血管瘤可以在动脉期快速增强，但在延迟期缺乏对比剂廓清效应，还应注意钆基对比剂与肾源性系统性纤维化或肾源性纤维化皮肤病的发生相关[63]。

最近的研究表明，非钆基对比剂也可显示肝癌。单独使用超顺磁性氧化铁（super paramagnetic iron oxide，SPIO）颗粒或与钆基对比剂联合使用，被证明对 HCC 的检测，尤其是对小肿瘤具有高度敏感性[64]。双重对比 MRI（SPIO 和钆）对 10 mm 或更大的 HCC 的诊断高度敏感（92%），但对小于 10 mm 的肿瘤的诊断仍存在问题[64-65]。当 Kupffer 细胞在 SPIO 增强 MRI 的 Kupffer 期摄取减少时，应高度怀疑恶性肿瘤[64, 66]。

最近的一项研究表明，钆塞酸二钠（细胞外分布的，肝细胞特异性对比剂）动态增强 MRI 对肝癌的灵敏度为 80% ～ 85%，阳性预测值为 65% ～ 66%。然而，该技术在检测和定性直径小于 1 cm 的病变方面的价值有限[67]。

唯一被批准用于临床的肝细胞特异性造影剂是锰福地吡三钠，它可以评估肝脏中可疑的病变。锰福地吡三钠被正常肝细胞和含有肝细胞的肿块吸收，导致 T_1 加权图像上的信号强度增加。这种药物可以区分肝细胞来源的肿瘤（如肝癌）与继发性肝肿块[68]。

尽管 MRI 被认为是最有用的诊断方法，但对部分结节无法定性。对于缺乏典型 HCC 特征的肝脏结节，诊断可能仍然困难，此时需要借助其他影像学或组织学检查。

2.2.4　其他成像方式

包括动态 CT、MRI 和 CEUS 在内的无创成像已经取代了传统有创的血管造影用于诊断 HCC[69]。正电子发射断层显像（positron emission tomography，PET）在肝癌诊断和分期、评估中的作用仍不确定。然而有几项研究表明，[18F]- 氟代脱氧葡萄糖（[18F]-fluorodeoxyglucose，[18F]-FDG）-PET 扫描在检测原发性肝癌、确定肿瘤分期、评估治疗反应，以及预测预后方面可作为 CT 的辅助手段[70-71]。PET 诊断肝癌的敏感度仅为 55%，而 CT 的敏感度为 90%。PET 检查的优势之一是可以发现一些肿瘤（包括远处转移）。高分化和低级别恶性肿瘤相应的糖代谢活性较低，从而摄取数值较低[71-72]。尽管对于 1 cm 或更小的病灶敏感度有限，[18F]-FDG-PET 是识别肝外转移瘤的一种非常有用的成像方式[73]。

2.3　病理学

对于所有发生在非肝硬化中的结节，以及那些在肝硬化中影像学表现不确定或不典型的患者，推荐进行 HCC 的病理诊断。EASL、ASLD 和日本指南建议对动态成像 1 ～ 2 cm 的病变和大于 2 cm 且有非典型强化的病变进行活体组织检查，APASL 和 KLCSG-NCC 指南建议对影像学检查中的不明确结节进行活体组织检查或随访[2-7]。

肝活体组织检查的敏感度取决于病变位置、大小和专业诊断水平，总体来讲，准确度在 70% ～ 90%。对于不明确结节，肝活体组织检查并没有被列为优先选项，同样适用于辅助检查发现的肝硬化不典型结节的风险分层管理。重要的是，联合器官共享网络（United Network for Organ Sharing，UNOS）旗下的器官采购和移植网络（Organ Procurement and Transplantation Network，OPTN）将"阈值生长"作为主要诊断标准。OPTN-UNOS 指南对于动脉期强化明显的病变可以采用阈值生长来诊断 HCC，也就是 6 个月内增长超过 50%[74]。

小结节的病理诊断尤其复杂，因为微小的活体组织检查标本可能不包含肿瘤内门脉血管，因此无法明确是否存在间质侵犯。因此，粗针穿刺活体组织检查通常用于诊断这些小结节。粗针穿刺活体组织检查绝对优于细针穿刺活体组织检查，因为粗针穿刺活体组织检查获得的组织数量更适合评估结构和细胞学特征。此外，获得的组织块还可以用于标志物检测。细针穿刺活体组织检查通常用于评估中至低分化的大病灶[75]。

HCC 的组织学表现可从分化良好（单个肝细胞与正常肝细胞几乎相同）到含有多核间变巨细胞组分的低分化状态。大肿瘤的中央坏死很常见，偶尔出现胆汁瘤和嗜酸性（透明）包涵体。

在某些情况下，没有达到癌的诊断标准时，可以诊断为非典型增生。现在预测不同级别的非典型增生转变为 HCC 的模型，仍存在争议。

如果 HCC 诊断不明确，应联合使用 CD34、CK7、Glypican-3、HSP-70 和谷氨酰胺合成酶免疫组化染色，这样可以提高诊断的准确度[3]。另外，可增加肝脏祖细胞特征（K19 和 *EpCAM*）染色或新生血管染色（CD34）[2]。

3. 总结

肝癌的早期诊断非常重要，这样可以为肝癌患者提供根治性治疗。确定肝癌的高风险人群，并将这些患者纳入监测人群也非常有必要。当检测到一个或多个结节时，要使用简便的检测方法来识别该结节。最新的指南建议采用无创的 CT 四期扫描或增强 MRI 来实施诊断，可以发现亚厘米级的肝癌并建立诊断标准。尽管在肝癌诊断方面还存在一些争议，比如非强化性低密度的结节还缺乏诊断标准，但可以肯定的是所有可疑的肝脏病变都可以通过血清标志物检测、影像学检查和活体组织检查来确诊。并且，HCC 的临床诊断特征都足够明显。

参考文献

（张万广）

第 2 章

肝细胞癌的活体肝移植

Chih-Che Lin，Ahmed Mohammed Abdel
Aziz Elsarawy，Chao-Long Chen

⟨摘⟩⟨要⟩

HCC 是一个世界性的重大健康问题，由于不同的潜在肝病，预计其发病率将稳步上升。包括肝移植和肝切除在内的外科治疗是早期 HCC 的主要选择。对于精挑细选的病例，肝移植提供了与非恶性肝移植指征相媲美的良好生存结果。活体供肝移植（living donor liver transplantation，LDLT）是当今器官短缺时代的一种选择，甚至是唯一的选择，在一些亚洲国家，由于各种原因，器官捐赠明显减少。采用活体肝移植治疗肝癌引起了许多动态变化，并引发了对整个肝移植困境的争论。在这一章中，我们将着重从不同的角度对活体肝移植治疗 HCC 进行讲述，包括选择标准的演变、争议点、伦理的思考、手术要点等。

关键词：肝细胞癌，活体供体，肝，移植，标准，局部治疗

1. 简介

HCC 是全球第六位常见癌症和第三位致死原因。HCC 治疗方式的选择是具有挑战性的，因为它不仅取决于肿瘤的分期和患者的表现，还取决于潜在的肝功能。虽然 HCC 的分期系统在临床上对治疗分配是有用的，但决策应该根据每个患者的具体情况而定，考虑到形态、病理和生物肿瘤的标准。肝切除或肝移植可作为早期疾病的外科治疗方法。射频消融术（radiofrequency ablation，RFA）和经

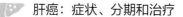

皮无水乙醇注射等消融疗法也可以治愈小肿瘤。经动脉化疗栓塞术（transarterial chemoembolization，TACE）、经动脉放射栓塞术（transarterial radio-embolization，TARE）和外照射放射疗法（external beam radiation therapy，EBRT）可以控制局部晚期疾病，但这些疾病不再能治愈 [1]。

从理论上讲，肝移植被认为是治疗肝癌的最佳方法，因为它可以治愈癌症及其潜在的病理基础。米兰标准是肝移植的基石，因为根据该标准选择患者可获得与非恶性病例肝移植相当的生存结果。随着 2002 年西方国家终末期肝病模型（model for end-stage liver disease，MELD）器官分配政策的改变，更多的肝癌患者接受了肝移植，当时米兰标准内的 HCC 患者的 MELD 评分系统增加了额外的分数。然而，等待死亡供体肝移植（deceased donor liver transplantation，DDLT）的漫长名单使许多患者超越了米兰标准，因此失去了接受肝移植的机会 [2]。

LDLT 纳入 HCC 的治疗策略中，不仅为更多的患者提供了新的治疗选择，也引发了许多动态的科学辩论，为整个肝移植领域，特别是 HCC 的治疗开辟了不同的视角。由于许多研究小组，特别是亚洲移植小组的广泛研究和经验，大多数移植中心现在都取得了很好的结果。

具体到肝癌的治疗，LDLT 有几个主要优点，包括避免延长等待时间，允许在对患者和肿瘤负担都最适宜的情况下选择移植时机，不消耗公共供体资源，这可能会减少等待移植的非恶性病例接受肝移植的机会，并且为不接受脑死亡供体捐赠的地区提供器官替代疗法 [3]。

随着酒精性肝硬化和非酒精性脂肪性肝炎成为 HCC 的潜在主要原因，除了传统的肝炎病毒相关性 HCC 外，HCC 的负担将稳步增加，这将增加移植需求，并加剧全球器官短缺的问题。人们已经认识到，HCC 肝移植的微调和时机选择只有在活体器官捐赠的情况下才有可能。鉴于这些原因，在不久的将来将需要继续实施和优化活体肝移植方案 [4-6]。

在接下来的内容中，我们将讨论 LDLT 治疗肝癌的基本概念、标准演变、伦理思考和争议点，其中一些在活体肝移植和尸体肝移植中是常见的。活体肝移植手术的技术细节一般不在本章讨论范围内，我们将重点介绍与肝癌患者的肿瘤预后相关的手术细节。

2. 活体肝移植治疗肝细胞癌的现状

HCC 占原发性肝癌的 90% 以上，且具有明显的地理分布特点。大约 85% 的病例发生在东亚、撒哈拉以南的非洲和美拉尼西亚。肝癌的沉重负担在欠发达地区最为普遍。在发达地区，肝癌的发病率较低，但南欧的发病率较高 [7-8]。

总的来说，LDLT 已经成为 DDLT 的替代方案，它是许多亚洲国家肝癌患者的唯一选择，在这些国家中，器官短缺的问题普遍存在。它也为西方国家，如美国和欧洲，以及一些发展中国家，特别是中东和北非，在缺乏 DDLT 的立法法规和设置的情况下，为超过米兰标准的患者提供了合适的选择 [9-11]。

在 21 世纪初，估计 LDLT 将在 HCC 移植患者中占据相当大的比例。不幸的是，早期健康捐献者的死亡风险和主要并发症（分别为 0.3% 和 2%）限制了 LDLT 的广泛实践。凭借过去 20 年积累的经验，LDLT 目前已在具有丰富肝胆外科和移植医学经验的中心顺利开展 [7, 12]。

2.1　西方国家的移植经验

自 2002 年以来，符合米兰标准的肝癌患者在 MELD 器官分配政策下获得了额外的积分。这使得美国许多地区的肝癌患者的等待时间更短，从而消除了对 LDLT 的需要。然而，在一些地区，存在较长的等待时间和较高的丢失率，并且符合米兰标准的肝癌病例和不符合等待名单优先标准的候选人依然使用 LDLT [13]。

2012 年发布的 EASL 指南中提到"对于等待名单中等待超过 6 ~ 7 个月的患者，LDLT 是一种替代选择，并提供了一个合适的契机，用来探索研究并且计划扩展适应证" [7]。

在美国，每年大约有 7000 名新的肝癌患者在等待接受肝移植的名单上，其中 10% ~ 15% 的患者在等待期间死亡。在欧洲和美国，各个中心的丢失率为 15% ~ 35%。从这个角度来看，LDLT 为西方世界相当大比例的肝癌患者提供了生存优势 [14]。

2.2　东方国家的移植经验

亚洲的肝移植准则与西方不同，因为没有优先考虑 HCC 患者。制定这一准则是为了避免大多数移植物用于持续恶化的 HCC 病例，从而不能用于等待肝移植的良性病例。由此产生的等待名单导致亚洲医疗中心采取各种方法满足等待的肝移植患者，包括 HCC 的桥接治疗、挽救性肝移植和 HCC 的 LDLT。亚洲国家供肝短缺的原因有很多，其中包括文化和宗教信仰 [10, 15]。

3. 基本理念

3.1　对移植的思考

LDLT 治疗肝癌最突出的优点是减少了所有病例的等待时间，以及其他导致肝衰竭的原因，而对公共供体库几乎没有影响。活体肝移植是献给受者的专用礼物，考虑到大多数活体捐赠者都是健康的年轻个体，通常质量都很好 [15-16]。

"赠予"的概念允许 LDLT 用于超过米兰标准或任何其他建议标准的 HCC 患者，并为自由扩展打开了大门。在 DDLT 的等待名单中，这一概念不被接受，等待移植仅限于"符合标准"的情况。在 LDLT 的情况下，不能认为"赠予"的概念是理所当然的。因为活体供者存在风险，必须对肝癌患者采用选择标准，并优化移植前的条件，以确保较高的生存率。换句话说，**在接受移植者没有生存利益的情况下，即便有供体，也需要一个标准用于评估 LDLT 手术的价值**。此外，在发展中国家，供体者的安全与否也是手术合理性的一个考量标准 [17]。

3.2 适应证

肝移植适用于符合公认的普遍或区域性移植标准的 HCC 患者。考虑到器官的稀缺性，目前的适应证可以描述为以结果为导向的总体生存和无复发生存。因此，不同地区和机构在适应证方面存在显著差异。本质上，如果等待名单中的患者等待超过 7 个月，或者如果有自愿的可用捐赠者，符合米兰标准的病例就会被指定为 LDLT。米兰标准为 HCC 的形态学指征奠定了坚实的基础。正如后面讨论的，LDLT 允许根据不同机构动态变化的标准对米兰标准之外的患者进行移植[18-19]。

3.3 禁忌证

同样，根据选择患者的标准限制，不同地区之间的禁忌证也存在异质性。然而，有大量证据表明，在下列情况下，LDLT 是绝对禁忌的：移植前影像显示大血管侵犯的肝癌病例、存在包括可疑肝门结节疾病在内的肝外转移的病例，以及肝细胞癌破裂病例。活体肝移植在非恶性肿瘤中的绝对禁忌证同样适用，包括未控制的全身感染或致命的未控制的内科并发症[20]。

4. 活体肝移植分类

随着 LDLT 项目的开展，以及对 HCC 临床病程和生物学性质的了解更加深入，各种临床准则应运而生。此外，目前介入治疗的进展加强了肝癌治疗在所有临床方案中的地位，以下将一一介绍。

4.1 一期活体肝移植

一期活体肝移植是治疗癌症和潜在原发性肝病的备用手段。以前虽然没有进行过肝切除，但可能已经进行了初步的局部消融治疗，如 RFA 或经皮无水乙醇注射。它适用于符合米兰标准、加州大学旧金山分校（University of California San Francisco，UCSF）标准或其他针对个别机构的既定和合理标准的不可切除的 HCC 病例。根据巴塞罗那临床肝癌（Barcelona clinic liver cancer，BCLC）指南，一期活体肝移植适用于肝功能较差、不能耐受初次切除或消融的早期肝癌患者[7]。

4.2 挽救性活体肝移植

挽救性活体肝移植是当肝切除术后出现肿瘤复发或肝功能恶化时，即进行肝移植。挽救性肝移植的一个重要点是获得与非复发病例相似的结果。肝切除术后的挽救性肝移植与一期肝移植在病理组织学方面挑选时不同，其中包括肿瘤组织分级、有无微血管侵犯、局部区域治疗后的坏死程度，这些都是在移植前就可以明确的。这也是挽救性活体肝移植对预后有更精确预测的原因所在。还有重要的一点我们需要考虑到，肝切除术后复发的患者可以行挽救性肝移植的不超过 25%，意味着近 70% 的病例可能会错过根治性肝移植的机会。其中在肝癌复发的患者中，根据肝移植标准，可移植性是一个重要的指标。值得注意的是，当考虑进行挽救性肝移植时，即使肝功能和肿瘤负荷可接受肝移植，也应该在开始肝移植前进行评估[21]。肝切除术后肝内复发肿瘤来源于原发性肿瘤转移或新发肿瘤灶。肝切除标本的间隔时间和组织病理学分析为肿瘤复发提供了线索。前12个月复发的肿瘤最有可能是肝脏内的肿瘤转移，而12个月后复发的肿瘤是新发展的肿瘤灶。在肝切除的组织病理学分析中，卫星结节和门静脉侵犯的存在预示着肿瘤的转移和早期复发。肝移植团队不应该急于实施挽救性肝移植，应该对复发肿瘤的生物学侵袭性和移植后新肝复发肿瘤的可能性进行分析和评估[22]。

4.3 序贯性活体肝移植与优先活体肝移植

序贯性活体肝移植和优先活体肝移植是新的移植策略，目前还没有达成共识，只是在一些中心进行。此策略的目标是，先接受肝切除术后等待肝移植的病例，病理形态学提示微血管侵犯或有肿瘤卫星灶的患者，可以不需要等待肿瘤复发再进行移植[21, 23-24]。

在序贯性活体肝移植中，对符合公认标准的病例进行移植前局部治疗，目的是在肝移植前使肿瘤完全病理性坏死。此外，由于供体的不确定性，肝移植都是短期内进行的。局部治疗后到等待肝移植，这段时间是无法确定的。一些中心在移植前，先治疗3个月后进行肝移植，这一概念源于肝移植组织病理学评估累积的经验，以及病理性坏死对肝移植预后的影响。病理性坏死不小于60%的HCC患者总体生存率和无复发生存率显著提高[25]。

挽救性肝移植的使用有时是具有争议的。考虑到某些放射、病理和生物学特征，一些移植外科医师不愿意等到患者或肝脏状况不可避免地恶化再进行（优先肝移植）。一些人认为，随时可用的供体与监测重要指标相结合，总能在正确的时间调整移植时机以获得最佳结果（挽救性肝移植）。

5. 标准的演变

在过去的20年中，肝移植的标准从形态学和非形态学的角度进行了扩展和修改。尽管如此，米兰标准仍然是肝移植的金标准。在米兰标准中，肝移植的长期结果和预后影响已被反复研究，结果一致[19, 26]。

5.1 为什么活体肝移植的标准被扩大

Mazzaferro等在1996年[27]提出的米兰标准被认为是世界各地的几个中心验证他们的肝移植经验的基础。第一个明确的标准发表在《新英格兰医学杂志》上，对HCC治疗实践做出了改变，并带来了开创性的进步。这是因为在几项研究中，米兰标准提供了2年75%～95%和5年70%～80%的移植后存活率。事实上，一项对已发表数据的荟萃分析证实了米兰标准的生存优势及其与选择侵袭性肿瘤患者的低风险相关[19, 27-29]。

（1）米兰标准被认为限制性太强，许多报告得出，即使超出米兰标准的病例同样可有一样的预后 [13, 30]。

（2）越来越多的证据表明，非形态学肿瘤特征对移植后患者的预后有明显影响。因此，静态"形态学"米兰标准得到了扩展和修改。其他病理和生物肿瘤标准包括微血管浸润、AFP 水平、DCP 水平和 PET 扫描的肿瘤活性 [31-35]。

（3）我们观察了两个组，一组比米兰标准还严苛的移植病例，预后反而更差，另一组超出米兰标准的移植病例，预后类似 [35-36]。

5.2 不同中心的选择标准

不同中心的选择标准见表 2.1 [27, 37-45]。

表 2.1 不同中心的肝移植选择标准

中心	标准	标准依据	总体生存率
Milan 标准（米兰标准）	孤立性肿瘤直径 ≤ 5 cm[T_1]，最多 3 个肿瘤直径 ≤ 3 cm，无大血管侵犯	形态学	85%（4 年）
UCSF 标准	孤立性肝癌直径 ≤ 6.5 cm，或 ≤ 3 个结节，最大病灶直径 ≤ 4.5 cm，肿瘤总直径 ≤ 8 cm	形态学	75%（5 年）
Modified Milan 标准	肿瘤数 ≤ 7 个，最大肿瘤直径 ≤ 7 cm	形态学	71%（5 年）
Toronto 标准	任何肿瘤大小或数目，如果移植前肿瘤活体组织检查显示无低分化，没有大血管病变侵犯，没有肝外疾病	形态病理学	72%（5 年）
Kyoto University 标准	≤ 10 个肿瘤，直径均 ≤ 5 cm，血清 dGCP ≤ 400 mIU/mL 水平	形态生物学	87%（5 年）
Kyushu University 标准	HCC 直径 ≤ 5 cm，血清 dGCP ≤ 300 mIU/mL。通过添加中性粒细胞与淋巴细胞之比（neutrophil to lymphocyte ratio，NLR）> 4	形态生物学	83%（5 年）
Tokyo University 标准	5 - 5 规则：HCC 直径 ≤ 5 cm 且 ≤ 5 个结节	形态学	75%（5 年）
Asan Medical Center 标准	HCC 直径 ≤ 5 cm，6 个或更少结节，无明显血管侵犯	形态学	82%（5 年）
Hangzhou 标准	如果血清 AFP 水平 ≥ 400 ng/mL 且仅为 I 级或 II 级，则 HCC 直径 ≤ 8 cm	形态学；生物学和病理学	72.%（5 年）

注：世界上大多数肝移植采用不同的标准。西方的标准（Milan、UCSF、Modified Milan）很大程度上取决于形态学。东方的标准（京都－九州－杭州）通过结合肿瘤的生物学行为对标准进行了修改。Toronto 标准只依赖于移植前的活体组织检查。UCSF：加州大学旧金山分校。

米兰标准基于术前成像，并在世界各地的许多机构中得到验证 [27]。2001 年，UCSF 的 Yao 等基于移植肝脏的病理评估扩展了形态学标准，然后他们在 2007 年基于移植前成像前瞻性地验证了他们的标准 [37, 46]。尽管这套标准在许多地区成功应用，但尚未广泛应用，因为它们允许移植大型 HCC（6.5 cm，意味着 144 cm³ 的肿瘤体积），这在一些研究中提示对预后有很大影响。UCSF 标准（如米兰标准）也排除了所有 3 个以上肿瘤的患者，然而 2 个标准内的患者预后结果相似 [47]。根据 UCSF 标准，不同中心的肝移植的 3 年和 5 年生存率分别为 78% ~ 96% 和 66% ~ 90%[28]。这种生存结果的广泛差异也可能归因于手术和早期死亡率。

应该强调的是，肝移植没有共识标准。每个机构都采用当前的标准之一，根据其独特的患者和一般情况定制治疗方案。大多数在 HCC 肝移植方面具有丰富经验的中心目前专注于肿瘤数量和大小的修改而扩大移植适应证。结合生物学因素（肿瘤标志物、炎症标志物），或先前肝切除术中可用的病理因素有助于选择最合适的受体，从而预测移植结果并防止肿瘤复发 [29, 35, 48]。

6. 术前评估

活体肝移植的一个明显的好处是在最佳条件下进行。在通过不同的成像方式和生物标志物对肿瘤负荷进行详尽评估后，可以及时进行肝移植。然后，可以通过不同的局部治疗在移植前控制肿瘤负荷。除了前面讨论的一些额外的伦理观点外，供体的术前评估与非恶性的 LDLT 病例没有太大的不同。对于受体，术前评估的细节不在本章讨论范围之内。然而，我们在移植前需要考虑一些重要的问题。

6.1　影像学

受者的术前成像旨在评估隐匿性肝癌或其他癌症类型的肿瘤负荷和评估是否有转移表现。根据高水平的证据，动态 CT 或 MRI 动脉增强是评价标准。肝外的检查应包括胸部 CT，以及腹部和骨盆的 CT 或 MRI[12, 23]。

许多中心已经研究了移植肝脏的术前影像和实际肿瘤负荷之间的差异。最先进的成像模式也不是完全准确的。计算机体层成像血管造影（CT angiography，CTA）和 MRI 都能确定患者是否符合米兰或 UCSF 标准，但在评估肿瘤数量和大小方面，CTA 略优于 MRI[49]。

由于在当前的时代，肝癌的积极治疗会导致在影像学上对肝脏再生结节、坏死性肿瘤和其他小肿瘤的影像区分造成很大的困难 [35]。

移植前 CT 上偶然发现的肺结节需要适当评估。许多研究已确定肺病变大小的截断点为 5 mm。小于 5 mm 的病变不太可能是恶性的，如果在 3 ~ 6 个月保持稳定或显示消退，则进行肝移植；对于大于 5 mm 的病变，需要进行活体组织检查以排除禁止移植的恶性性质。如果在过去两年的重复图像中，这个病变是相同的，感染的可能性最大，因此应采取相应的处理措施。电视辅助胸腔镜手术非常适合这些小结节的切除活体组织检查 [50]。

6.2 甲胎蛋白

AFP 在评估肿瘤负荷和侵袭性方面发挥着重要作用，尽管在过去的 20 年里，其他许多标志物已经被用于临床实践。无论是术前还是术后，AFP 值都有其临床意义。此外，其动态的变化与降级治疗有一定关联。在术前评估中，无论是单独的还是与其他放射、生物或病理标志物联合使用，AFP 都是作为排除的指标之一。

一些研究揭示了患者不应接受肝移植的 AFP 临界值。当 AFP 水平大于 1000 ng/mL 时，约 5% 的患者将被排除在肝移植之外，HCC 复发率降低 20%。如果应用较低临界值水平，这将导致复发率更大程度地降低，但一些没有肿瘤复发的病例因此丧失了肝移植的机会。此外，局部治疗后，AFP 水平下降大于 1000 ng/mL 的患者在肝移植后预后较好。因此，在一些中心，AFP 水平小于 1000 ng/mL 已被合并到 UCSF 标准中 [51]。

最近，一项前瞻性多中心研究探讨了在中位等待时间为 8 个月的中心使用肿瘤总体积（total tumor volume，TTV）不大于 115 cm^3 和 AFP 不大于 400 ng/mL 两项排除标准。这一项前瞻性多中心的研究参考了米兰标准内 AFP 水平不小于 400 ng/mL 的接受移植的患者生存率较低。在本研究中，超过米兰标准，但在 TTV 和 AFP 范围内的患者的生存结果与米兰标准的病例相似 [29]。

其他许多生物标志物可以在移植前进行评估，以预测移植后的结果。我们中心最近的一项研究表明，反复测量血清中新的生物标志物的水平，包括 HCC 活体肝移植前后的成纤维细胞生长因子 –2（fibroblast growth factor–2，FGF–2）、Survivin、Ki67、内皮抑素和血管内皮生长因子（vascular endothelial growth factor，VEGF）的水平，可以预测 HCC 的复发率 [52]。

6.3 PET-CT 显像

肝移植前 [^{18}F]-FDG 摄取的 PET 扫描是评估肿瘤生物学的有用指标。术前 PET 扫描阳性与移植后 HCC 复发和不良预后的风险增加显著相关，这一观察结果表明，PET 阳性状态与植入性肿瘤病理中微血管侵犯的存在有关 [31]。在最近的一项韩国研究中，结合 [^{18}F]-FDG-PET 阳性研究和 AFP 水平大于 200 ng/mL，可以比米兰标准更准确地预测肝移植术后的肿瘤复发 [35]。最近，我们中心的一项回顾性研究表明，UCSF 标准和 [^{18}F]-FDG-PET 状态相结合可以预测肝移植后的肿瘤复发，并且 [^{18}F]-FDG-PET 阳性的病例肿瘤复发更早。根据最大标准摄取值（maximum standard uptake value，SUVmax），高危患者（SUVmax 不小于 5 阳性研究）的复发生存率比低风险患者（SUVmax 小于 5 阳性研究）高 [53]。

6.4 供体因素

除了先前讨论的供体类型（活体或死亡供体）对肝癌复发的影响的争论外，其他供体因素也被研究过。美国移植受者科学注册中心（scientific registry of transplant recipients，SRTR）最近对 9724 名患者进行的一项综述显示，以下供者因素与移植后 HCC 复发的高风险独立相关：高 BMI、糖尿病史和严重的移植物脂肪变性。所有上述因素在器官分配时都是显而易见的，必须在移植前考虑^[54]。

7. 局部治疗

在大多数治疗指南中，局部治疗是 HCC 移植前治疗的重要组成部分，在早期的 HCC 治疗指南中，它们被认为是在等待移植过程中保持患者接受肝移植机会的"桥梁"工具。目前，局部治疗的一个重要价值是它们能够探测肿瘤的内部环境，作为一种基于肿瘤对治疗反应程度，以及判断肿瘤侵袭性程度的指标。因此，采用这样的治疗方法，可以在实施肝移植之前，对病例进行一个总体评估^[55]，在多灶性或局部晚期肿瘤的情况下，避免移植到有肿瘤转移的受者体内。

移植前 HCC 患者的降期

降期治疗和新辅助治疗之间的区别在于，在降期治疗中，肿瘤状态超出了建议的移植标准，并且使用局部治疗以减轻肿瘤负荷并使患者适合移植；在新辅助治疗中，患者已在标准范围内，但给予治疗以防止肿瘤进展至"超出标准"状态，等待供体并诱导肿瘤坏死，以期获得更好的长期结果^[56]。

在亚洲的不同中心，有 30% 超过米兰 /UCSF 标准的患者有效降至"标准内"状态，5 年生存率与最初适合的病例相似^[57-58]。一项荟萃分析探讨了降级至米兰标准的预后，成功率超过 40%，然而，复发率高达 16%^[59]。

TACE 和 RFA 是降期的主要治疗手术。TACE 通过诱导完全病理性坏死介导其作用，应答率为27% ~ 57%。RFA 无论是单独使用还是与肝脏切除联合使用，都是用于可触及的损伤，以诱导凝固性坏死^[60]。在活体肝移植中，从开始等待一段时间到进行移植使用局部治疗是可行的。大多数中心在开始 LDLT 之前，需要等待 3 ~ 6 个月来评估肿瘤进展。

尽管在大多数 HCC 指南中广泛适用，但对于选择病例进行降期或将其确定为对局部治疗反应良好，从而被列入肝移植等待名单中，都没有统一的标准。这一事实突出了不同地区和中心之间移植标准的广泛差异。作为经验法则，如果达成降期目标，则进入降期计划的标准，应包括移植后具有明确且可接受的局部治疗的患者^[56]。在我们中心，我们不仅对超出 UCSF 标准的病例进行降期，还考虑对 PET 扫描中 AFP 或 FDG 摄取量高的病例进行降期。在我们的早期经验中，患者被降级为符合米兰标准。我们对 35 名患者治疗的初步结果感到鼓舞，5 年生存率为 90%，经过 10 年的随访，这些患者至今仍无复发。自 2006 年 7 月起，我们将标准扩展到 UCSF 标准。根据我们对 161 例 HCC患者的经验，51 例（31.6%）成功降级，符合 UCSF 标准。晚期病例的 1 年和 5 年总生存率分别为94.1% 和 92.7%，复发率为 9.2%。不同的移植前降期的存活率相似^[57]。

8. 手术外科亮点

1984 年，Chen 在中国台湾省长庚纪念医院进行了亚洲首例成功的肝移植手术。从我们中心积累的经验来看，想强调的是，为了获得最佳结果，必须进行合理的手术。有人假设，移植团队的经验是独立影响结果的一个重要因素，尽管在一些启动 LDLT 项目的中心，肝移植的学习曲线可能是曲折和痛苦的。实质上，我们不希望在术前纠正受体凝血障碍，因为许多研究表明术前纠正没有价值。供体肝切除术应以最小的失血量完成，避免输血。我们中心常规使用显微外科手术进行动脉吻合和胆道重建。手术结果很大程度上影响生存，从而影响最终预后。术后早期血管并发症是导致移植物失功和住院死亡的主要原因，必须加强管理[49, 61 - 64]。

8.1 供体和受体手术的时间安排

在 LDLT 的非恶性病例中，受体手术通常在供体手术开始后开始，直到通过胆道造影确认可行的胆道解剖。在 HCC LDLT 治疗的早期经验中，一些外科医师倾向于在继续从供体获取移植物之前，通过较小的切口确认含有癌症肝脏的可切除性和无淋巴结转移[65-66]。然而，目前的成像模式跨越了这一步，允许提前做出精确的决定。大多数有经验的中心在很大程度上依赖于高质量的 CT 或 MRI 图像，并且采用的时机与晚期肝衰竭的非恶性病例一样。

8.2 安全界限

适当的安全界限是良好肿瘤外科手术的一个组成部分。一些周围病变可能非常接近甚至附着于壁腹膜、膈膜、网膜，或不太常见的小或大的系膜。先前的肝切除术增加了与上述结构的粘连程度。因此，通过切除部分腹膜和膈肌获得适当的安全范围是可行的。极少数情况下，可能需要进行切除和吻合。对于通过切除部分腹膜和膈肌获得适当的安全范围的虚弱患者，在最终病理评估后重新探索额外的安全界限是非常危险的过程，但根据机构经验，在某些情况下可能需要这样做。

8.3 淋巴结的处理

在国际肝移植/肝肿瘤登记处最近的一篇综述中，接受肝移植的肝硬化 HCC 患者淋巴结转移的发生率为 6.5%。HCC 患者的肝门淋巴结（lymph node, LN）受累是肝移植的禁忌证，因为其预后不佳。最近的成像技术能够在移植前识别可疑淋巴结。然而，丙型肝炎肝硬化患者因慢性炎症而频繁出现淋巴结肿大，这可能使诊断变得不明确。对于受者操作期间意外遇到的可疑节点，可以方便地执行冰冻切片以进行评估。在冰冻切片分析不确定或冰冻切片不可用的情况下，继续或中止手术的决定很大程度上取决于移植团队的经验。根据荟萃分析研究，HCC 肝移植期间应常规进行系统性肝门淋巴结切除术，尤其是在合并丙型肝炎或继发性胆汁性肝硬化的情况下。一些中心建议在肝移植时至少采集 4 个淋巴结，但仍存在争议，对此类淋巴结切除术的范围尚无共识[67-68]。

8.4　肝中静脉

在 LDLT 手术中，肝中静脉是包含在供肝内还是保留给供体通常是一个有争议的话题。在 HCC 的 LDLT 治疗中，这个问题应该得到更多重视。据推测，肝中静脉分支处理不当导致的静脉淤血可能是肿瘤复发的一个因素。移植物充血导致门静脉流入受阻，随后充血区域出现缺血，移植物引流良好的区域代偿性加速再生。因此，对这两个过程做出反应的细胞变化可能会增加肿瘤复发[69]。

8.5　下腔静脉

对肝后下腔静脉在移植后 HCC 复发的观察，揭示了微血管浸润及随之而来的局部和远处复发的可能性。这一发现引出了 LDLT 期间积极的全腔静脉切除和重建的概念（图 2.1，见文后彩插）。另外，这两个事实也证明了这一步骤的合理性：第一，它防止了下腔静脉分支潜伏性癌的阳性边缘；第二，应该对 HCC 患者的肝脏进行最低限度的操作，以避免和控制 LDLT 后的远处转移[70]。

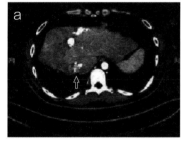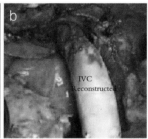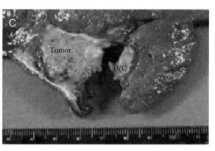

a. 移植前 CT 血管造影术中，肿瘤（T）与下腔静脉壁紧密黏附，无明显侵犯（箭头），在受体手术期间，肝脏与肿瘤附近的下腔静脉段整体移植，使用冷冻保存的髂静脉重建下腔静脉；b. 移植物；c. 最终大体病理显示肿瘤无管腔内侵犯。Reconstructed：重建；IVC：下腔静脉；Tumor：肿瘤。

图 2.1　1 例 HCC 患者接受 LDLT（见文后彩插）

8.6　局部治疗后肝脏原位移植的并发症

在挽救性肝移植的情况下，先前的肝切除后经常会遇到广泛的粘连。血管粘连通常在较大的肝切除部位与小肠和大网膜之间形成。锐利的解剖和细致的止血控制将降低后续移植的难度，以及术后并发症的发生率[71]。现在，许多中心都在进行大规模的腹腔镜肝切除术。腹腔镜初次肝切除术最突出的优点之一是粘连明显减少，这在随后多个中心的肝移植中得到了证明，从而使手术变得更容易[72]。

受体肝动脉内膜剥离（intimal dissection，ID）已成为经导管动脉栓塞（trans-catheter arterial embolization，TAE）或 TACE 术后可能发生的严重并发症。如果发现和处理不当，内膜剥离可能会导致移植物丢失。在肝移植过程中，必须轻柔地处理肝动脉，以防止脆弱的肝动脉中夹层的加重。一

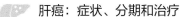

旦怀疑有术中并发症，就要做出正确的决策，需要进行显微评估。可以考虑修剪和丢弃被分离的节段，也可以丢弃整个肝动脉或对其进行重建，因此须意识到微血管专业知识在 LDLT 团队中的重要性[73]。

9. 伦理的思考

必须考虑 HCC 在 LDLT 中两个主要的伦理问题。首先，与非恶性肝衰竭病例相比，HCC 的 LDLT 中的供体安全和优化术后管理同样重要。其次，与 DDLT 相比，必须为受体提供可接受的结果。从伦理的角度来看，LDLT 是合理的，只要严格遵守拟议的区域标准，即米兰标准或任何科学合理的机构扩展、修改标准。值得注意的是，目前常用的几种标准中，都明确了受体的复发风险，但是对于活体供体来说目前何种风险是可控的还没有达成统一的专家共识[13, 74]。

随着患者知识程度的丰富和患者移植前宣教的普及，关于患者咨询的伦理责任变得更加重大，这不再是仅仅停留在围手术期并发症上的沟通说明。最近，伦理考虑采取了一个非常不同的角度，即向高危者提供 LDLT，并仅根据成像标准排除其他低风险患者。正如前面提到的，揭示了两个错误估计的群体：具有侵略性生物学行为的标准内的病例和具有惰性肿瘤的标准之外的病例。随后出现了两种伦理情况：第一种情况是，即使遵守严格的标准，也有复发生物侵袭性肿瘤的风险，即被低估的群体；第二种情况是关于另一组失去肝移植的机会，移植团队不应该在没有对所有问题进行适当讨论的情况下，迫于家庭压力和现成的供体而仓促进行移植[35]。

当移植失败时，会遇到一种特殊但非常罕见的伦理情况，因为通常需要紧急地对受体进行再次移植。已经确定的是，如果 LDLT 用于限制已故供体的情况，例如超过公认的已故供体标准，则不应再次移植给患者，患者需要根据移植评分，优先将手术机会让给更需要移植的患者[12, 66]。寻找另一个活体捐赠者必须与手术的预期结果保持平衡。对于这种情况，没有明确的决定，机构凭借经验将为正确的决定量身打造一个适合一个地区或者一个国家的移植标准。

当谈到挽救性 LDLT 时，即使有供体，患者也可能不愿意接受手术。一些患者可能会辩称，他们想活得更久，但不想伤害任何人。在这种情况下，移植团队应提醒患者，他 / 她可以在没有较大肿瘤进展风险或转移到不可移植状态的情况下延迟手术多长时间。来自日本的一项研究表明，接受降期治疗的患者最多等待 12 个月。然而，确切的持续时间尚未确定，管理计划应针对具体情况制订[75]。

10. 争议性的话题

HCC 病例数量的增加、LDLT 专业知识的进步，以及选择标准的动态变化都丰富了肝移植界的许多重要话题和辩论。通过同行们在该领域进行了大量研究，以找到答案或在其中达成共识。然而，大多数研究的回顾性、不同的报告方法和小样本量都存在缺陷，阻碍了可以解决大多数问题的高水平证据的出现。

10.1　早期肝细胞癌的最佳治疗方案是什么？肝切除还是肝移植？一期肝移植还是挽救性肝移植？

在 20% ~ 25% 的 HCC 患者中，手术可以是肝切除术或肝移植术。据推测，肝移植优于肝切除术，因为它可以清除癌症及其潜在病理。对于许多患者来说，由于肿瘤大小、肿瘤解剖位置或肝功能不佳，而无法进行切除，因此，肝移植是唯一的手术选择[76]。然而，即使在许多进行 LDLT 的亚洲中心，高达 50% 的早期 HCC 病例可能没有合适的供体或担心供体的风险，因此，许多亚洲中心采取的策略是，为患有代偿性肝硬化的可切除肿瘤患者提供肝切除，并将肝移植推迟到挽救期[13, 23, 77-78]。

关于 HCC 患者肝切除或肝移植的争议主要局限于肝功能良好的早期病例，目前还没有随机对照试验通过面对面的比较解决这个问题。鉴于移植器官短缺在全球范围内是一个持续的挑战，而且存在能实施肝移植的地区不多、移植项目不足，因此确定接受移植或接受移植时获得相似生存结果的病例至关重要[79-80]。

为同时可切除和可移植的病例提供肝切除的策略是基于许多研究的观察，20% ~ 30% 的实施肝脏部分切除术的 HCC 复发病例可能超过 5 年。此外，在严密的监测下，大多数复发病例都能适应米兰标准，并且由于活体供体的可用性，可以在最佳条件下进行移植，对结果没有负面影响。这消除了许多患者早期免疫抑制[5]的不利影响。此外，在有经验的中心，肝切除的死亡率低于 2% ~ 5%，总体生存率与原发性肝移植相当[4, 24]。

巴塞罗那标准是对于胆红素水平正常且无门静脉高压的极早期 HCC 患者来说，切除是首选治疗方法。如果肝功能受损，建议将肝移植作为主要治疗方法。在 HCC 早期，研究发现在 10 年预后率上，肝移植是由于肝脏病灶切除导致的，因为后者的复发风险更高。因此，建议选择一期肝移植。AASLD 指南也采用了同样的方法，该指南建议对肝脏轮廓最佳的早期病例行肝切除术[7, 78, 81-82]。

一项涉及米兰标准患者的研究的荟萃分析显示，肝移植比肝切除有生存优势[83]。在最近一项涉及 1572 例肝切除和肝移植都可行的患者的荟萃分析中，研究者没有发现肝移植与肝切除相比有任何生存优势。基于低质量的证据，他们得出结论，对于两种选择都可行的患者，肝切除比肝移植更可取[84]。

肝移植的总体生存优势尚不清楚——尽管肝移植的无复发生存期更长，尤其是活体肝移植，其主要缺点是术后早期死亡率相对较高。在大样本中心进行大量的活体肝移植，发现围手术期死亡率显著降低。因此，肝移植具有明显的总体生存优势[85]。为了得到明确的基于证据的结论，需要进行肝移植和肝切除的随机对照试验，但由于实际和伦理上的限制，这是非常困难的。根据移植前限制（主要或次要）适当选择患者和优化标准将有助于制定治疗策略。

10.2 活体供体还是死亡供体

移植领域最关键的争议之一：与 DDLT 相比，LDLT 后 HCC 复发率增加。

为了弄清这种可能性，人们提出了以下几个假设。

（1）快速通道效应：由于 LDLT 的等待时间缩短，在如此短的等待时间内可能无法识别具有侵袭性肿瘤生物学的 HCC 进展。这与 DDLT 中的情况相反，在 DDLT 中，等待时间长自然会选择具有惰性行为的病例。

（2）部分移植物快速再生过程中释放的生长因子和细胞因子可能导致肿瘤进展和复发。

（3）肝脏的广泛解剖和操作可能会增加肿瘤通过肝静脉扩散的可能性，并增加残留肿瘤细胞的可能性。

（4）与小尺寸移植物相关的过度血管流入引发大量血管生成，随后产生致癌效应。

（5）保留下腔静脉的 LDLT 中较小的根治性肝切除术可能使手术效果不理想[15, 55, 86-88]。

为了突出这一问题，在中国肝移植注册中心的数据库上进行了一项多中心研究。他们研究了 6860 名患者（6471 例 DDLT 和 389 例 LDLT）的数据，得出结论：两种方法的总存活率和无复发存活率都是相似的[89]。在肝移植国际共识会议上（苏黎世，2012 年）已经指出，尽管在快速通道的患者中发现复发风险较高，但根据移植物的类型无法确定令人信服的结果差异。专家建议对移植物的生物学行为进行期限为 3 个月[12]的观察。许多其他组报告了 LDLT 和 DDLT 后相似的复发率和相似的长期结果[14, 87]。

然而，其他人发现，与 DDLT 相比，HCC 患者接受 LDLT 后的肿瘤复发率要高得多。对成人活体供体肝移植研究发现 LDLT 术后 3 年肿瘤复发率显著较高[15, 88, 90-91]。人们应该考虑到，许多报告 DDLT 比 LDLT 结果更好的研究都是在西方进行的，其中一些研究因样本量小和可能出现选择偏差而存在缺陷，因为 DDLT 主要应用于米兰标准内的病例，而那些超过米兰标准的病例被归入 LDLT[92]。

一项系统综述和荟萃分析探讨了这个问题——LDLT 再生的肝脏是 HCC 复发的优势环境吗？虽然没有随机对照试验，但他们得出了类似的结论：与 DDLT 相比，LDLT 后无瘤生存期较差，但总生存期无差异。在同一荟萃分析中，有一种影响是纳入研究的随访期可能太短，无法发现疾病复发率差异对生存的重大影响。同样的研究表明，与西方中心的研究相比，在东方中心的研究中，LDLT 和 DDLT 后的总生存率更高，尽管没有统计学意义。这可能反映了这些区域在患者选择或肿瘤负荷对手术结果的影响等方面的差异。总之，到目前为止，没有明确的证据支持 LDLT 术后复发率高于 DDLT[55, 92]。

10.3 肝移植前活体组织检查，这种趋势可以改变吗？

沿活体组织检查针道种植肿瘤的风险可能为 2% ~ 4%，因此只有在诊断不确定的情况下才考虑肝活体组织检查。例如，在非肝硬化的肝脏中出现 HCC 或与临床、实验室和放射学结果相矛盾时，可能会发生这种情况[81]。然而，活体组织检查存在抽样误差的潜在问题。例如，不同的结节可能有不同的级别。另外，还证明，即使在单针活体组织检查中，相邻的肿瘤细胞也可以有不同程度的分化。然而，如果 HCC 的移植计划超出标准，或者有可疑的诊断，肿瘤活体组织检查似乎是一个合理的方法[28]。

Dubay 等[44] 提供了他们在多伦多大学的经验，仅基于肝移植前的肝活体组织检查。他们对肝移植受体肿瘤没有大小或数量限制。他们的结论是，使用活体组织检查排除低分化肿瘤的方案获得了极高的存活率（5 年时为 70%）[44]。

10.4 我们能将来排除形态选择标准吗?

HCC 的形态标准描述的是外观，而生物学标准描述的是隐藏的行为。最终，HCC 的行为是影响患者预后的最终决定因素。如前所述，许多研究都在进行的形态标准修改中结合了生物学因素[13]。在韩国的一项研究中，提出了基于纯生物因素的受体的选择。该研究显示，$[^{18}F]$-FDG-PET 阳性与最大摄取值的截断点为 1.1，结合 AFP 血清水平为 400 ng/mL，能够单独预测患者的预后，比形态标准更准确[35]。另外，需要更多的研究来探索非形态选择过程。

11. 结论

LDLT 是 HCC 的有效治疗手段。事实上，这可能是器官短缺时代的唯一途径，尤其是在一些亚洲国家。HCC 患者进行活体肝移植选择标准的使用和动态应用是获得最佳结果的基石。肿瘤的数量和大小并不是选择患者时要考虑的唯一因素，还存在其他因素。大多数移植中心将肿瘤的生物学（AFP、PET-CT）和病理（移植前活体组织检查）因素与形态学因素相结合，以优化患者选择进而获得最佳结果。在当今个性化医疗时代，HCC 的治疗应根据患者和肿瘤标准进行量身定制。优秀的肿瘤外科手术是 LDLT 成功的核心，对最终结果有直接影响。

参考文献

（杨家印）

第 3 章

肝癌的微创治疗

Nicolas Cardenas，Rahul Sheth，Joshua Kuban

⟨摘⟩⟨要⟩

尽管手术切除和化疗仍是原发性肝癌和转移性肝癌的主要治疗方案，但多种微创技术已用于治疗传统方案无法治疗或治疗失败的患者。经皮消融技术如射频、微波、冷冻消融和不可逆电穿孔被认为是治疗早期肝癌患者的替代方案。经肝动脉化疗栓塞术和 ^{90}Y 放射栓塞是可以提高无法进行切除治疗的肝癌患者生存率的姑息性治疗方案。本章主要讨论这些微创技术的适应证，以及应用的局限性。

关键词：化疗栓塞、经皮消融、放射栓塞、微创治疗、肝癌

1. 简介

尽管手术切除和化疗仍是原发性肝癌和转移性肝癌的主要治疗方案，但多种微创技术已用于治疗传统方案无法治疗或治疗失败的患者。本章主要讨论这些微创技术的适应证及应用的局限性。

2. 经肝动脉化疗栓塞术

经肝动脉化疗栓塞术是一种用于治疗肝肿瘤（主要是 HCC）的微创技术。在 20 世纪 70 年代初，介入放射科医师开始利用栓塞剂有效阻断肝肿瘤的血供，开创了 TAE 及颗粒栓塞技术。经过 10 年

的发展，介入放射科医师在给予栓塞剂之前开始进行动脉内注射化疗药物，由此产生了 TACE[1]。

TACE 主要通过两种协同的方法获得其治疗效果。一方面，选择性栓塞动脉通过限制肿瘤的供血而诱导肿瘤缺血坏死；另一方面，局部化疗可使药物在肿瘤中停留较长时间，增强其治疗效果，减少全身不良反应[2]。

选择经肝动脉化疗栓塞术作为 HCC 治疗的基本原理是基于肝脏和肝癌自身独特的血液供应。由于肝脏的双重血供，正常肝实质 2/3 的血液供应来自门静脉，其余 1/3 则来自肝动脉，因此栓塞肝动脉不至于引起明显的肝坏死[2]。另外，Breedis 和 Young 等发现[3]，肝癌的血液供应几乎完全来源于肝动脉。因此 TACE 充分利用了上述特点，选择性地栓塞肝动脉分支并对肝癌靶向用药，成功地避免了正常肝组织受损。

2.1 经动脉化疗栓塞术的方法

目前的 TACE 可分为两种技术方法：常规 TACE（conventional TACE，cTACE）和药物缓释微球 TACE（Drug-eluting beads-TACE，DEB-TACE）。cTACE 已在临床试验中证实其疗效[4-5]，具有里程碑意义，其通常混合使用化疗药物和碘油（碘油，Guerbet，巴黎，法国）。化疗药物可以选用单一药物方案，也可以联合使用多种药物，最常用的单药是阿霉素和顺铂。一些医师更倾向于使用联合化疗药物，因为他们认为联合化疗药物可以产生协同效应，以取得更好的治疗效果。最常见的化疗药物组合包括顺铂、阿霉素和丝裂霉素。但是，目前尚未有证据证实任何一种单药治疗[6-7]与其他药物或者单药治疗与联合化疗药物治疗在生存率方面有明确的差异[8]。

碘油是一种来自罂粟种子的油性造影剂。它有三个重要的作用：药物载体、微栓塞材料和不透射线造影剂[9]。碘油的油性特性可用于栓塞肝动脉及门静脉，这种双重栓塞具有临床意义[10]。因为高级别肿瘤的部分血液供应可能同时来自肝动脉和门静脉。在这种情况下，两种血管系统的栓塞提高了手术的抗肿瘤效果[11]。

TACE 中使用的大多数细胞毒性药物具有亲水性，在与碘油混合时可在油滴中乳化。乳化的碘油和药物混合物在注入肿瘤供血血管后，可在肿瘤血管内停留数周，甚至 1 年以上[2]。HCC 选择性和长期摄取碘油的原因目前仍然存在争议。一种解释是 HCC 的高密度血管；另一种解释是肿瘤血管中完全没有网状内皮系统，导致正常吞噬油脂的 kupffer 细胞缺失[9]。

cTACE 过程中可以使用多种栓塞剂进行栓塞，最常见的是吸收性明胶海绵、聚乙烯醇和乙醇等[12]。目前，文献报道中未发现任何一种栓塞剂在使用中较其他栓塞剂具有明显优势[12]。

近年来，人们致力于改进 TACE 中使用的药物载体。DEB 是一种载有化疗药物（最常见的是阿霉素）的栓塞微球，可确保药物缓慢释放并减少全身扩散。理论上，这种"蓄水池效应"可使药物更深入地扩散到血管周围空间以外的肿瘤中。此外，通过将化疗药物与可定制大小的标准微球相结合，TACE 可以更标准化执行，以便于解释不同患者及不同机构间的结果，而不必担心基于技术变异性所产生的偏差。

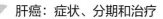

已有几项临床试验对比研究了 cTACE 和 DEB-TACE 的有效性。其中一项名为 PRECISION Ⅴ [13] 的 Ⅱ期临床研究表明 DEB-TACE 组的完全缓解率无显著提高，然而，亚组分析显示，Child-Pugh B 级和病灶累及双肝叶患者中，DEB-TACE 的治疗有效率显著提高。此外，在 DEB-TACE 组中，阿霉素的全身毒性（包括心血管功能障碍、脱发和肝毒性）较低。

2.2 经动脉化疗栓塞术的患者选择和适应证

多学科的评估（包括肿瘤内科医师、肝病科医师和介入放射科医师）对于选择合适的 TACE 患者是至关重要的。

TACE 被认为是治疗无明显症状、不能手术切除、无大血管侵犯或肝外转移的 HCC 患者的标准治疗方法。4 项研究（包括 Lo 等 [5] 和 Llovet 等 [14] 的两项随机临床试验，以及 Llovet、Bruix[4] 和 Cammà 等 [15] 的两项荟萃分析）表明，与单纯对症治疗相比，TACE 明显提高了 HCC 的 2 年生存率（证据 I 级）。

TACE 的适应证是 BCLC 分期中不能手术切除的 B 期肝癌。BCLC 分期（表 3.1）是一种综合了肿瘤特征、临床表现和肝功能（Child-Pugh 评分）的分期系统，并将它们与循证治疗方案联系起来。BCLC 分期现已成为美国和欧洲 HCC 管理指南的基础。

表 3.1　原发性肝癌 BCLC 分期系统

肿瘤分期	ECOG 评分	肿瘤分期，临床症状	肝功能	治疗方案
0（极早期）	0	单个肿瘤 <5 cm	Child-Pugh A 级，正常门静脉压力及胆红素	手术切除
A（早期）	0	单个肿瘤 <5 cm 或 ≤ 3 个肿瘤，每个肿瘤 <3 cm	Child-Pugh A 级，门静脉压力和（或）胆红素升高	肝移植或消融术
B（中期）	0	巨大肿瘤、多个肿瘤，无肿瘤相关临床症状	Child-Pugh A-B 级	TACE
C（晚期）	1~2	门静脉侵犯，肝外扩散，肿瘤相关临床症状	Child-Pugh A-B 级	系统治疗
D（终末期）	>2	任何肿瘤负荷	Child-Pugh C 级	支持治疗

TACE 的次要适应证是使得肿瘤缩小以满足手术切除或肝移植标准 [16]。TACE 还可以用于扩大部分超过肝移植米兰标准（1 个肿瘤且小于 5 cm，或少于 3 个肿瘤，每个肿瘤小于 3 cm）患者的肝移植候选资格。

2.3 禁忌证：绝对禁忌证和相对禁忌证

TACE 的适应人群有大量的异质性患者。这些人群包括有不同肿瘤负担、潜在病因和肝功能的患者。医师有责任选择那些经过 TACE 治疗可能改善其生活质量的患者。此外，确定有严重并发症的高风险患者也是至关重要的，这些并发症可能超过了手术的潜在益处。

绝对禁忌证包括代偿不良的晚期肝病（Child–Pugh C）、难治性肝性脑病、顽固性腹水、黄疸和肝肾综合征[17]。其他绝对禁忌证包括累及两个以上肝叶的广泛肿瘤负荷、无法纠正的出血风险、肾功能不全（肌酐不小于 2 mg/dL 或肌酐清除率不大于 30 mL/min）、未经治疗的解剖性肝动静脉瘘和活动性感染[17-18]。

相对禁忌证包括未经治疗的有出血风险的食管静脉曲张，大于 10 cm 的肿瘤、对造影剂（钆或二氧化碳可作为替代）或化疗药物（颗粒栓塞剂可作为替代）过敏、高胆红素血症、十二指肠乳头功能不全、胆管扩张、门静脉血栓或回流引起门静脉血流障碍。如果行选择性或超选择性化疗栓塞，且患者为 Child–Pugh A 级肝功能时，门静脉血栓患者仍可进行 TACE[19]。

2.4 术前准备

介入放射科医师应在门诊向患者详细讲解手术过程、风险、益处和合理的预期，并让患者签署手术同意书。术前应进行实验室检查，包括全血细胞计数、肝功能检查及凝血功能检查。TACE 手术前，获得腹部三期 CT 或 MRI 对定位肝脏肿瘤、评估门静脉通畅、观察胆管梗阻等需要减压的其他情况，以及评估肝动脉解剖对制订治疗计划具有重要价值。患者至少在术前 8 小时开始禁饮、禁食，并给予静脉水化治疗，避免造影剂或肿瘤溶解综合征造成肾损伤。术前应该使用止吐药和抗炎药等药物，以降低栓塞后综合征的发生风险。除非患者有感染风险，如奥迪括约肌损伤，否则在手术前后通常不给予预防性抗生素[20]。

2.5 手术过程

大多数 TACE 手术可以在适度镇静的情况下进行，不需要全身麻醉。一旦达到适当的镇静状态，医师就可以进行动脉穿刺，一般选择股动脉或桡动脉。腹主动脉造影可以显示内脏解剖并确定肿瘤的供血血管，如肋间动脉、膈动脉或腰动脉[20]。肠系膜上动脉造影后确定有无解剖变异并评估门静脉通畅性。随后选择腹腔干动脉造影，观察肿瘤和内脏器官的动脉供应。特别要注意鉴别不应栓塞的血管，如胃、肠和胆囊的血管。

一旦确定肿瘤的主要供血血管，导管（通常是同轴微导管）就可进入肿瘤。目的是将化疗栓塞溶液置于尽可能远的位置以保护正常的肝实质，但又要置于足够近的位置以治疗整个肿瘤。随着近年来影像学和导管技术的进步，可以实现对肿瘤供血小亚节段动脉的"超选择性"置管，从而在最大限度地提高治疗效果的同时尽可能地减少侧支肝脏实质损伤。随后在连续透视下将栓塞液直接注入目标血管，以防止意外栓塞供给正常肝脏的血管（图 3.1，见文后彩插）。

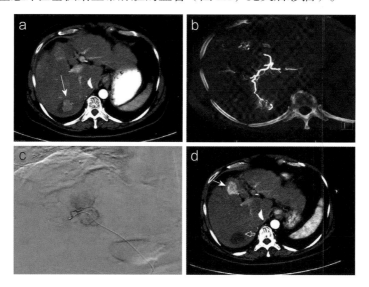

a. 腹部动脉期增强 CT 显示肝脏Ⅶ段肿瘤明显强化（箭头），符合 HCC 表现；b. 术中锥形束 CT 血管造影显示肝脏Ⅶ段 HCC 的血管供应；c. 供血动脉内微导管的数字减影血管造影显示"肿瘤血流征"，无侧支实质供应；d.8 周随访扫描显示完全缓解，肝脏Ⅶ段治疗的病变未见动脉强化（空心箭头），前方可见新发第Ⅷ段病灶强化影（箭头）。

图 3.1　肝癌化疗栓塞术（见文后彩插）

2.6　术后处理及并发症

TACE 患者通常在术后 24 小时内出院。一旦患者的疼痛得到控制、可以口服药物、下地活动、小便量正常，就可以回家休息。cTACE 包括碘油栓塞术后第二天通常需要行腹部 CT 平扫检查，以确定栓塞混合药物的部位。

TACE 后可能出现各种并发症，其中大多数是与术前存在的潜在原因有关。栓塞后综合征是最常见的并发症，可见于 60%~80% 的患者[2]，包括短暂的腹痛、发热和转氨酶升高。许多学者认为栓塞后综合征不是一种并发症，而是身体对肿瘤坏死的反应，这是手术目的所导致的。如果症状严重，可能需要延长住院时间。在大多数患者中，栓塞后综合征具有自限性，一般在 3~4 天内消退[2]。

最严重的并发症是暴发性肝衰竭、肝性脑病和死亡。术前的危险因素包括 Child-Pugh C 级肝功能、总胆红素不小于 4 mg/dL、白蛋白不大于 2 mg/dL、严重门静脉梗阻、顽固性腹水、凝血酶原时间延长、全身状态不佳等。TACE 诱导肝衰竭的发生率差异很大，从 0 到 9% 不等，中位发生率为 8%[8]。这种差异主要是各研究采用不同的肝衰竭标准所导致的。大多数患者可在下一疗程 TACE 前恢复到预处理的肝功能状态，只有 3% 的患者出现不可逆的肝代偿[8]。

其他与 TACE 相关的并发症包括肝脓肿、胆道狭窄、急性静脉曲张出血、肺栓塞、异位栓塞和急性肾衰竭等。Song 等通过对 6000 多名 TACE 患者的回顾性分析，结果发现 0.2% 的肝脓肿与术前对胆道系统的干预和奥迪括约肌受损有关[21]。

2.7　结果

TACE 的临床意义是在 2002 年发表的两项关键试验后确定的。Llovet 等进行的一项随机对照试验评估了频繁重复化疗栓塞（吸收性明胶海绵加阿霉素）或单独动脉栓塞（吸收性明胶海绵）与保守治疗相比的生存益处。由于化疗栓塞组显示了统计学上显著的生存获益，该试验提前终止。栓塞术后 1 年和 2 年生存率分别为 75% 和 50%。化疗栓塞的 1 年和 2 年生存率分别为 82% 和 63%，而保守治疗的 1 年和 2 年生存率分别为 63% 和 27%。

Lo[5] 等则在 2002 年发表了一项随机试验结果，评估了顺铂、碘油和吸收性明胶海绵颗粒混合 TACE 与对症治疗的疗效对比。化疗栓塞组显示了肿瘤缓解和生存时间的显著改善（1 年，57%；2 年，31%；3 年，26%），而对照组为 1 年，32%；2 年，11%；3 年，3%。

Cammà[15] 等进行的一项荟萃分析则显示，TACE 显著降低了不可切除的 HCC 患者的 2 年死亡率（$OR = 0.54$，95% CI：0.33~0.89，$P = 0.015$）。Llovet 和 Bruix 进行的另一项荟萃分析也显示 TACE 治疗的患者 2 年死亡率明显降低（$OR = 0.53$，95% CI：0.32~0.89，$P = 0.017$）。

3. ^{90}Y 放射栓塞

^{90}Y 放射栓塞是一种动脉内近距离放射治疗的治疗方法。其概念上类似于 TACE 的应用，与注射化疗药物不同，微球嵌入了一种名为 ^{90}Y 的 β 放射同位素。由于肝脏对辐射高度敏感，因此需要高度局部的内照射治疗而不是外照射治疗。破坏肿瘤组织所需的辐射量需要不小于 70 Gray（Gy），远高于正常肝脏实质的 35 Gy 耐受剂量[22]。这种动脉内照射治疗方案允许介入放射科医师选择性地将微球沉积在肿瘤供血血管中，聚焦于肿瘤组织，同时保护正常的肝组织功能。

3.1　^{90}Y 放射栓塞的方法

^{90}Y 是纯 β 放射性核素，半衰期为 64.1 小时，平均能量发射为 0.9367 MeV，平均组织穿透 2.5 mm，最大达 10 mm[23]。^{90}Y 被嵌入玻璃或树脂微球中，以便于运送到目标组织。玻璃微球也被称为 Theraspheres，被美国食品药品监督管理局（Food and Drug Administration，FDA）批准用于治疗不可切除的 HCC。树脂微球也被称为 SIR-Spheres，已获得 FDA 上市前批准，与氟脱氧尿苷共同用于治疗结直肠癌肝转移[22]。单个玻璃微球的活性负荷为 2500 Bq，而单个树脂微球的活性负荷为 50 Bq。与玻璃微球相比，树脂微球所需注射剂量更大[24]。

3.2　^{90}Y 放射栓塞的患者选择和适应证

早期发现的 HCC 患者可以接受手术切除和肝移植等根治性方法。但不幸的是，只有 10%~15% 的 HCC 患者在发现时符合上述条件[25]，大多数患者只能选择姑息治疗，如 TACE、^{90}Y 放射栓塞或对症治疗。

评估 ^{90}Y 放射栓塞的合适患者需要一个多学科的团队，包括介入放射科医师、肿瘤外科医师、核医学医师、肝病学医师和辐射安全人员等。目前，^{90}Y 放射栓塞还没有被纳入任何一种 HCC 治疗指南中，但人们对这种治疗方式在早期、中期和晚期肝癌中的应用兴趣和经验越来越多[22]。^{90}Y 放射栓塞治疗前的评估包括血常规、肿瘤标志物（癌胚抗原、AFP）、肝功能检查、CT/MRI/PET 横断面显像、精细血管造影术、^{99m}Tc 大聚集白蛋白（macro-aggregated albumin，MAA）扫描。患者的病例特征应该被纳入分期系统中，目前最被接受的是 BCLC 分期和东部合作肿瘤组织（Eastern Cooperative Oncology Group，ECOG）分期系统[26]。通常，ECOG 状态评分在 0 ~ 2 分的患者符合治疗条件。

3.3 禁忌证：绝对禁忌证和相对禁忌证

^{90}Y 放射栓塞的绝对禁忌证是大量的肿瘤内动静脉分流导致全身或肺部的放射性微球输入。因此，在治疗前需要进行血管造影和核医学检查，包括动脉内给药 ^{99m}Tc 标记的大聚集白蛋白（^{99m}Tc MAA），从闪烁显像、肿瘤内分流的程度估算滞留在肺部的放射量。肺部如果有可能接触到超过 30 Gy 的辐射，那么可能存在发生放射性肺炎的风险，所以不应该进行放射栓塞[19]。MAA 扫描还可以预测通过内脏分支（包括胃十二指肠动脉和胃右动脉）的反流进入到胃的血流循环中，从而造成大量辐射暴露。如果介入放射科医师不能预防性地栓塞合适的动脉，患者的内脏循环就可能暴露在大量的辐射中，这可能导致严重的溃疡、胃肠道出血或胰腺炎等[26]。其他绝对禁忌证包括严重肾功能不全、不可纠正的凝血功能障碍和对碘造影剂过敏史。

相对禁忌证包括肝储备功能受限、不可逆性原因导致的总胆红素水平升高（大于 2 mg/dL）、ECOG 评分大于 2、既往接受过肝脏的放疗、Child-Pugh B 或 C 级的门脉主干血栓。

3.4 术前准备

为了记录内脏解剖、定位解剖变异、确定肝脏的血液循环，并评估可能需要预防性栓塞的肝外动脉，细致的初步血管造影评估是必不可少的[19]。由于 HCC 易形成异常的血管解剖结构，需要在术前进行识别。

治疗前的动脉造影评估应包括腹腔动脉、肠系膜上动脉、胃左动脉、胃十二指肠动脉、肝固有动脉和左右肝动脉。为了重新分配从胃肠道流出的血液，可能需要栓塞胃十二指肠动脉或任何额外的胃动脉，最常见的是胃右动脉[19]。其他可能需要栓塞的动脉包括镰状韧带动脉、十二指肠上动脉、十二指肠后动脉、左膈下动脉、副胃左动脉和食管下动脉，目的是防止胃肠道暴露在辐射下而导致严重的并发症。

在准备行 ^{90}Y 注射的区域行选择性动脉造影，随后在插入导管的动脉所供应的目标血管床（肝段）的体积的基础上计算注射剂量。当血管解剖检查和非靶动脉预防性栓塞完成后，可进行 ^{99m}Tc MAA 扫描（图 3.2，见文后彩插）。注射后，使用平面或单光子发射计算机断层成像（single photon emission computed tomography，SPECT），γ 照相机显示标记白蛋白的分布 [26]。

肺或胃肠道中观察到的 99mTc MAA 占观察到的总 99mTc MAA 活性的比例称为肺分流分数（lung shunt fraction，LSF），其用来评估肺和胃肠道分流的程度。每次治疗肺可耐受 30 Gy，累计可耐受 50 Gy[27]。如果患者的累计肺剂量不超过 50 Gy，且不存在肺部基础病变，则可以接受治疗。

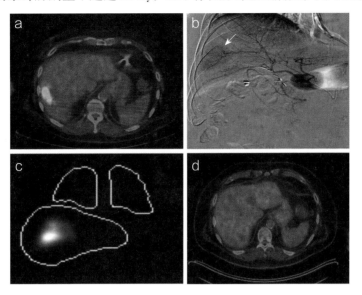

a. 右肝见约 5 cm 结直肠癌转移性病变，FDG 浓聚；b. 肝总动脉微导管数字减影血管造影显示肿瘤血管增生（箭头）和内脏血供；c. 将 MAA 注入肿瘤供血血管后获得的闪烁扫描，目标区域（ROI）显示肝脏和双肺，肺部目标区域未见明显计数，因此，该患者符合 90Y 治疗的条件；d. 随访 8 周 PET/CT 显示 90Y 放射栓塞治疗后完全缓解，无异常 FDG 活性残留。

图 3.2　转移性肝癌的放射栓塞（见文后彩插）

3.5　术后管理

放射栓塞是一种相对安全的治疗方法，通常可以在门诊进行。患者需予以 7~10 天的质子泵抑制剂治疗以预防胃溃疡。如果在胆囊存在的情况下对整个肝右叶进行治疗，那么可以予以 7~10 天的氟喹诺酮治疗。术后也可给予皮质激素类药物以减少疲劳和治疗后的全身反应。

为了评估患者对治疗的耐受性、ECOG 表现状况和其他不良反应，须在术后安排复查。复查时间也很重要，因为大多数微球放射性衰变 12 天（4 个半衰期）[26]，应该在达到治疗反应峰值时对患者进行复查和评估。

术后 4~6 周应行横断面影像学检查。值得注意的是，传统的影像学响应标准不能很好地评估放射栓塞的效果，特别是在早期时间点 [26]。而 MRI 弥散加权成像可提供更准确的疗效评估，适当的时候也可以进行 [18F]-FDG-PET 扫描。

存在双肝叶病灶的情况下，在第一叶治疗的效果评估完成后不久需安排对第二叶的治疗，重复这个过程直到所有的肿瘤病灶被治疗。

3.6　并发症

与放射栓塞相关的并发症包括放射栓塞后综合征（post-embolization syndrome，PES）、肝功能不全、胆道并发症、胃肠道溃疡、放射性肺炎、血管损伤和淋巴细胞减少等[28]。

PES 的发生率为 20%~55%[28]，症状包括疲劳、腹痛、恶心、呕吐和发热，症状持续的时间因人而异，通常不需要住院治疗。PES 可采取保守的水化治疗和镇痛治疗。与 TACE 相比，[90]Y 术后出现栓塞后综合征的概率较低，因为放射栓塞微球通常不会造成供血动脉完全闭塞[24]。

放射性肝病（radiation-induced liver disease，RILD）发生在正常肝实质暴露于高剂量辐射时[28]。文献报道的发病率为 0~4%。肝功能不全表现为谷丙转氨酶、谷草转氨酶、胆红素、碱性磷酸酶升高，白蛋白降低。建议予以支持治疗，并密切监测已有肝脏储备功能不足的患者。

胆道并发症发生率小于 10%[28]。胆道损伤是由暴露于高剂量的辐射或微球的微栓塞效应引起的。患者通常无症状，并通过支持性护理康复。需要手术治疗的放射性胆囊炎发生率不到 1%[29]。

放射性肺炎是由动静脉畸形导致高剂量的辐射粒子分流到肺部所引起的。在使用标准剂量模型和精确的 ^{99m}Tc MAA 扫描下，放射性肺炎的发病率远低于 1%[30-31]。并发症可导致限制性肺功能障碍，胸部 CT 呈蝙蝠翼样表现[28]。

当放射栓塞微球进入胃肠道循环，并滞留于胃肠道内壁时，可引起胃溃疡。在进行精确的血管造影和预防性栓塞后，其发生率小于 5%[32-34]。早期处理严重的上腹痛对预防严重并发症至关重要。

3.7　结果

Facciorusso[35] 等对 [90]Y 放射栓塞和 TACE 治疗不能切除的 HCC 的疗效和安全性进行了系统回顾和荟萃分析。1 年生存率评估显示，两治疗组之间没有显著差异（$OR = 1.01$，95% CI：0.78~1.31，$P = 0.93$）。两者在生存率、有效率和安全性方面显示了相似的效果。Salem 等进行的一项研究显示，[90]Y 放射栓塞治疗的患者在社交和生活幸福感等更理想的生活质量方面优于 TACE 治疗的患者[35]。放射栓塞的低毒性、可门诊操作的能力及栓塞后综合征低发生率都有助于提高患者的生活质量。门静脉血栓形成（TACE 的相对禁忌证）的患者也可以使用 [90]Y 放射栓塞安全治疗，其中位生存期为 8~14 个月[37]。

4. 经皮微波消融

影像引导下的经皮肿瘤消融术是指利用细针状装置直接给靶组织注入细胞毒性化学物质或能量的治疗方法。化学消融常用的药物是乙醇和醋酸，而能量消融可分为热消融和非热消融。应用最广泛的热消融方式包括射频、微波、冷冻消融、激光和高强度聚焦超声。不可逆电穿孔（irreversible electroporation，IRE）尽管可以产生高温，但被认为是一种非热消融的形式。

4.1　消融种类

了解每种消融技术的优点、缺点和作用机制，以及患者和肿瘤的特点，对于选择最大疗效和安全性的治疗方式至关重要。

乙醇消融术是一种利用 95% 乙醇，通过细胞脱水、蛋白质变性、血管血栓形成诱导凝固性坏死的化学消融术。化学消融术在很大程度上已被热消融术所取代，原因是前者在周围组织中的分布多变且不可预测，导致肿瘤复发率高。然而在一些情况下，化学消融术仍然是一种可行的选择。其中 HCC 是较好的适应证，因为肿瘤周围的纤维化、肝硬化可以像胶囊一样限制乙醇扩散到周围的肝组织。而转移性肝癌患者因为肿瘤周围是正常的肝实质，一般不宜选用。在肿瘤靠近精细结构或在高灌注组织导致易冷却的区域，首选化学消融术或与热消融术联合使用[38]。

RFA 是治疗原发性肝癌和结直肠癌转移性肝癌最常用的方法。这种以热为基础的消融技术是在充当阴极的高频热电极和充当阳极的敷在患者皮肤上的接地垫之间形成一个闭合的电路。交流电通过高频热电极，使周围的离子在试图与电流同步时产生振动。激活的离子产生热量，导致周围肿瘤凝固性坏死。RFA 已被证明对小于 3 cm 的肿瘤有效，而对大于 3 cm 的肿瘤的成功率显著下降。有效性下降的原因可能是 RFA 传导加热差，克服灌注介导的组织冷却的能力有限[38]。在高度血管化的组织中，流动的血液就像一个散热器，使温度无法达到细胞毒性的水平。

微波消融利用天线发射电磁波产生振荡电场。周围的水分子试图与变化的电场保持一致，从而产生动能，并转化为热。与 RFA 相比，微波消融可以获得更高的温度和更大的消融量。功率的增加使微波消融克服了灌注介导的组织冷却，减少了对传导加热的依赖。微波消融强度的增加可能导致更多的并发症（如门静脉血栓形成），特别是在肝硬化患者门静脉流量降低的情况下[39]。

冷冻消融术利用热力学中的焦耳 – 汤姆孙原理，通过多次冷冻 / 解冻循环有效地消融肿瘤。这个过程包括将高压氩气泵入一个绝缘的细管中。在细管的末端有一个小的开口，可以让氩气进入一个膨胀室。气体的迅速膨胀导致了剧烈的冷却，从而形成了一个冰球。同样地，高压氦气被压入空心管道，通过开口进入膨胀室。氦气不能迅速冷却，而是在膨胀时迅速加热，有效地使冰球融化。冷冻 / 解冻循环重复多次，导致肿瘤细胞死亡。细胞内冰晶的形成导致细胞膜的机械破坏，而细胞外冰晶会产生渗透压变化和局部高渗。低温还会通过中断细胞代谢和血管血栓形成引起缺血，导致细胞凋亡。与其他消融术相比，冷冻消融术的一个优势是能够在手术过程中通过成像使冰球可视化，医师可以评估是否达到完全消融或需要更多的周期。冷冻消融过程中，相对最小的疼痛感使得不适合全身麻醉的患者也可以进行手术。

IRE 是目前唯一可选用的非热消融技术。其原理是在两个平行电极之间传输短时的高压脉冲。脉冲在细胞膜上形成大孔，导致细胞死亡[40]。根据病例的特征，一些 IRE 消融中可以达到细胞毒性温度。IRE 的非热机制使其成为靠近重要结构（如胆管）肿瘤的最佳选择。

4.2 患者的选择和消融适应证

AASLD 和 EASL 已采用 BCLC 系统管理原发性肝癌。肿瘤消融（尤其是 RFA）被认为是治愈性手段，对于极早期和早期的肝癌患者不能采取手术切除或肝移植治疗手段时，肿瘤消融是首选的治疗方法 [41-42]。极早期的肝癌是指一般状态为 0、Child-Pugh A 和单个肿瘤小于 2 cm 的患者；而早期肝癌是指一般状态为 0，Child-Pugh A~Child-Pugh B，单个肿瘤小于 5 cm，或不超过 3 个肿瘤，每个肿瘤小于 3 cm。

4.3 禁忌证：绝对禁忌证和相对禁忌证

经皮肿瘤消融术的绝对禁忌证包括肿瘤距离主胆管 1 cm、肝内胆管扩张、肿瘤位于肝脏表面呈外生性生长（肿瘤播散风险）、无法治疗的凝血功能障碍和无法控制的肝衰竭 [43]。

一般肝脏病变的数量大于 5 个，而且所有的肿瘤病变都不能得到有效治疗的情况被认为是相对禁忌证。如果肝转移范围太大，不建议经皮消融。大多数医疗中心倾向于选择少于 5 个病变的患者行经皮肿瘤消融术。治疗成功率最高的肿瘤是沿长轴线小于或等于 3 cm 的肿瘤，大于 3 cm 的肿瘤被认为是相对禁忌证。位于肝脏表面或靠近任何高危结构的肿瘤，如胃肠道、胆囊或胆管，被认为是相对禁忌证。

4.4 术前准备

充分评估后认为患者可以行经皮消融，就可以行术前准备工作。术前需进行实验室检查，如血常规、肌酐、凝血酶原时间/国际标准化比值、肝功能和肿瘤标志物（AFP），以便记录基线值。术前患者的 ECOG 状态评分和肿瘤标志物检测对于监测术后肝脏并发症和治疗效果尤为重要。

术前 CT 或 MRI 有助于仔细确定每个肿瘤的位置及其各自周围解剖结构。精确的成像对于选择最合适、疗效最高、并发症风险最低的消融方式至关重要。

需要仔细评估靠近胆道系统、胃肠道和大血管等结构的肿瘤。如果热损伤的风险太大，虽然 RFA 是"金标准"，但也应考虑其他技术手段。乙醇消融联合 RFA 可降低热损伤风险，有效治疗肿瘤 [44]。如果消融并发症的风险过高，也可以考虑其他非消融方式，如 TACE 或放射栓塞。

浅表肿瘤的边缘与肠道、胆囊、胰腺或腹壁等结构毗邻，需要进行仔细的术前规划，包括患者体位、针道操作，以及进行水分离或气分离的必要性 [44]。水分离是通过向腹腔中注射 5% 的葡萄糖和 2% 的造影剂，建立人工腹腔积液。液体隔开有风险的组织结构后，可以安全施行热消融。类似地，可以通过使用二氧化碳气体进行气分离来隔开前方组织结构（图 3.3，见文后彩插）。

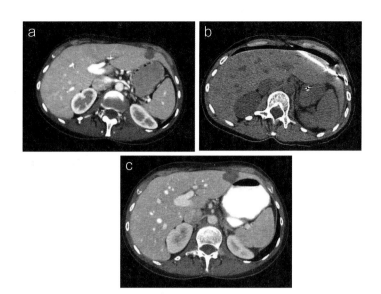

a. 患者为 59 岁女性，左肝叶转移平滑肌肉瘤，肿瘤延伸至肝前缘；b. 微波消融转移灶，为了使消融边界覆盖肝前缘而不损伤腹膜和腹壁，通过向肝脏前方注入二氧化碳气体进行气分离，从而将肝脏与腹膜分开；c. 术后 CT 显示转移灶完全缓解。

图 3.3　用气分离技术行肝转移灶热消融术（见文后彩插）

4.5　手术过程

肿瘤消融可以在全身麻醉或局部麻醉清醒镇静下进行。患者进入适当的镇静状态后，医师可在超声或 CT 引导下定位肿瘤。超声最常用于初始针头穿刺引导，因为它能够在实时可视化下监视针头。一旦针头穿刺到位，CT 可用于评估周围关键结构的相对位置。

RFA 利用热能造成细胞死亡。组织损伤的程度取决于所达到的温度和加热的持续时间。当组织温度超过 50℃并持续 4~6 min 时，细胞会发生永久性损伤。由于组织气化和炭化会产生气体而起到绝缘体的作用，使得建立足够大的消融区变得困难，因此不建议温度高于 100℃。考虑到这一点，需要将整个目标组织的温度保持在 50~100℃，且持续 4~6 min。根据病变的大小，通常需要多个电极来达到目标温度。

为了保证肿瘤局部的低复发率，需要达到适当的消融边缘。Crocetti[43] 等认为，消融必须超出肿瘤边缘 1~2 cm，以治疗可能的微小卫星病变。整个手术过程中应重复进行 CT，以评估是否有足够的肿瘤边缘，并监测周围组织的潜在损伤。

4.6　术后处理

消融术后，患者通常需要入院观察一晚。如果生命体征和实验室检查结果均正常，患者可在术后第 2 天出院。

消融术后影像学检查的最佳间隔时间或频率目前尚未达成共识。Crocetti[45] 等建议术后 4~8 周进行影像学检查。成功的消融表现为无强化区，有或无强化边界。常规的影像学检查随访及肿瘤标志物监测对之后发现复发非常重要。

4.7　并发症

消融术后的主要并发症发生率为 2.2%~3.1%，包括腹腔出血、肝脓肿、肠穿孔、肿瘤播散、胆管狭窄、气胸 / 血胸和皮肤烧伤等[46]。

Livraghi[46] 等的一项多中心研究结果显示，需要治疗的腹腔内出血发生率为 0.5%。国际标准化比值小于 1.5 和血小板计数高于 50 000/μL 时，术中或术后出血风险较低。拔针时进行针道烧灼也可降低出血的发生率。

无菌技术操作下，肝脓肿的发生率为 0.3%[46]。有胆肠吻合或胆道手术史等危险因素的患者术后应给予 10 天抗生素治疗。

肠穿孔和胆管狭窄的发生率分别为 0.3% 和 0.1%[46]。精确的影像学检查、仔细的术前规划及必要时采取水分离技术对于避免这些组织结构的热损伤非常重要。

肿瘤播散的发生率为 0.5%[46]，针道消融和避免直接穿刺肿瘤周围组织有助于降低肿瘤播散的发生率。

轻微并发症的发生率为 4.7%~8.9%，包括疼痛、发热、自限性腹腔出血和轻微皮肤烧伤。消融术的死亡率从 0.1% 到 0.5% 不等，最常见的病因是败血症、肝衰竭、结肠穿孔和门静脉血栓形成。

4.8　结果

Livraghi[47] 等的研究表明，极早期 HCC（小于 2 cm）患者 RFA 治疗的完全缓解率接近 97%，5 年生存率为 68%。Cho[48] 等在 2010 年进行的一项研究表明，与手术切除相比，RFA 在治疗极早期 HCC 方面同样有效。尽管成功率相似，但患者的特点和肿瘤位置可能表明其中一种治疗方式更有优越性。例如，在肝脏包膜下或胆囊附近的病灶可能使用手术切除更好，而不应该选用 RFA。

Lencioni[49] 等的一项研究显示，早期 HCC（单个肿瘤小于 5 cm 或不超过 3 个肿瘤，每个肿瘤小于 3 cm）经 RFA 治疗，5 年生存率为 51%~64%。手术切除仍是早期 HCC 患者最有效的治疗方法。

Morimoto[50] 等进行的一项随机对照研究对 TACE 联合 RFA 的疗效进行分析。结果表明，与单纯 RFA 相比，TACE 联合 RFA 治疗肿瘤中等大小（3.1~5.0 cm）的 HCC 患者表现出更好的预后和肿瘤控制。TACE 联合 RFA 患者局部肿瘤进展率为 6%，而单纯 RFA 患者局部肿瘤进展率为 39%。

参考文献

（姚豫桐）

第 4 章

乙型肝炎病毒相关肝细胞癌的致癌机制、预防和治疗

Bolin Niu，Hie-Won Hann

〈摘〉〈要〉

HCC 是世界上第五位常见的癌症，也是癌症死亡的第二位原因。HBV 感染是世界范围内发生 HCC 的主要危险因素之一，大多数 HCC（85%）发生在 HBV 流行地区。无论有或无肝硬化，慢性 HBV 感染患者均容易发生 HCC，并且高 HBV DNA 载量的患者发生 HCC 的风险会增加。研究表明，通过核苷类似物（nucleotide analogue，NA），进行抗病毒治疗抑制 HBV 复制可降低 HCC 的发病率，但并不能完全消除其风险。单独进行病毒抑制不足以完全阻止 HCC 的发生，因此，除了核苷类似物外，可能还需包括靶向清除共价闭合环状 DNA（covalently closed circular DNA，cccDNA），抑制 HBV 进入新的肝细胞，使用特异性靶向 HBV T 细胞疫苗及 Toll 样受体激动剂增强先天免疫等治疗。在所有这些治疗措施的共同作用下，我们有可能会实现 HBV 治愈的目标。

关键词：HBV，HCC，核苷类似物，抗病毒治疗，HCC 的预防，HBV 治愈，肝癌发生

1. HBV

1.1 HBV 的发现

继 19 世纪 80 年代的"黄疸大流行"之后，人们认识到病毒性肝炎是具有传染性的[1]。但直到 1965 年 HBV 才被发现，由一个美国医师和遗传学家 Baruch Blumberg 在澳大利亚原住民的血清中发现一种与血友病患者的血清发生反应的独特抗原（Australia Antigen，AuAg）[2-3]，这种澳大利抗原 AuAg 现在被认为是乙型肝炎表面抗原（hepatitis B surface antigen，HBsAg）。后来，当 Blumberg 实验室的一名技术人员患上急性肝炎时，病毒性肝炎与这种新发现的抗原之间的联系得以牢固确立[4]。Blumberg 因发现 HBV 而于 1976 年获得诺贝尔医学奖。

Dane 等在 20 世纪 70 年代[5] 使用电子显微镜检测到完整的病毒颗粒。随后，在 1971 年，Blumberg 和 Millman 开发了一种血液检测方法，开始用于献血时筛查 HBV[6]。1980 年，通过测序确定了 HBV 基因组序列后，FDA 批准了第一个商用 HBV 疫苗[7-8]。虽然第一代乙型肝炎疫苗在美国已不复存在，但重组 HBV 疫苗自 1986 年以来一直在使用。Beasley 等在一项针对 22 707 名中国台湾省男性的具有里程碑意义的研究中描述了 HBV 感染与 HCC 之间的密切相关性[9]。因此，HBV 疫苗已被世界卫生组织指定为真正的"癌症疫苗"。

1.2 HBV 的流行病学

最近的一项荟萃分析显示，全球 HBsAg 流行率为 3.61%[10]。目前有超过 2.48 亿人患有 CHB。非洲 HBsAg 的流行率最高，为 8.83%。然而，中国是 CHB 患者人数（9500 万）最多的国家，HBsAg 流行率为 5.49%。印度和尼日利亚 HBsAg 阳性的人数分别为 1700 万人和 1500 万人，位居世界第二和第三。

CHB 是 HCC 发生发展的主要危险因素。纽约市的一项研究发现，与所有种族/民族群体相比，韩国男性的肝癌相关死亡率最高。事实上，肝癌分别占据纽约华人和韩国男性癌症相关死亡原因的第二及第三位[11]。亚裔美国人乙型肝炎计划是纽约市的一个大型社区项目，该计划在筛查的 4000 多名出生于亚洲的新个体中发现，13.3% 的个体为 HBsAg 阳性[12]。

2. HBV 的致癌作用

2.1 HBV 感染导致 HCC 的风险

1981 年，Beasley 等在一项纳入了 22 000 多名 HBsAg 阳性的中国台湾省男性队列研究中发现了 HBV 和 HCC 之间的相关性。与未感染 HBV 的对照组相比，他们患 HCC 的相对危险度（*RR*）为 63[9]。此后，合并 HCV 感染[13]、HCC 家族史[14]、饮酒史[15]、HBV 基因型 C[16-17] 和核心启动子突变[18-19] 被确定为 HCC 发生的危险因素。

在高流行率地区，HBV 几乎都是由母亲传给新生儿，多达 90% 的受感染婴儿会发展为慢性感染[20]。与之不同的是，在低流行率地区，HBV 在成年时期通过性途径和肠胃外途径进行水平传播，其中超过 90% 的急性 HBV 感染病例会自发消退而不会导致慢性感染。由于长期慢性 HBV 感染可导致 HCC 风险增加，因此，HBV 流行地区的 HCC 发病率较高。

有研究报道显示，约有 25% 的慢性 HBV 感染者会发展为 HCC[21]。除了 Beasley 等的早期报告外[9]，Franceschi 等也报道了慢性 HBV 携带者患 HCC 的风险增加了 30 倍[22]。一项系统回顾研究估计，东亚国家慢性 HBV 感染者的 HCC 发病率在非活动性 HBsAg 携带者（HBsAg 阳性，谷丙转氨酶水平正常）中为每年 0.2/100 人，无肝硬化的慢性 HBV 感染患者为每年 0.6/100 人，代偿性肝硬化患者为每年 3.7/100 人[23]。尽管 70%~90% 的 HBV 相关 HCC 发生在肝硬化患者中，但 HBV 也可在没有肝硬化的情况下引起 HCC 发生[24]。

HBV 复制水平较高的患者发生 HCC 的风险增加。一项大型研究对 11 893 名中国台湾省男性进行了平均 8.5 年的随访，以评估 HBV 复制对 HCC 风险的影响。研究结果显示，HBsAg 和 HBeAg 均阳性的男性患者 HCC 发病率为每年 1169/10 万人，仅 HBsAg 阳性的患者为每年 324/10 万人，HBsAg 阴性的患者为每年 39/10 万人[25]。HBsAg 和 HBeAg 均呈阳性的男性发生 HCC 的相对危险增加了 60 倍，而仅 HBsAg 阳性的男性则增加了 10 倍[25]。另一项来自中国台湾省的前瞻性研究报告显示，通过对 3653 名 HBsAg 阳性参与者的队列进行 13 年的随访，发现肝硬化和 HCC 的发生率与 HBV DNA 水平成正比，发病率从 HBV DNA 小于 300 copies/mL 的 0.74% 增加到 HBV DNA 不小于 1 000 000 copies/mL 的 13.50%[26]。此外，非活动性 HBV 携带者（HBeAg 阴性、HBV DNA 小于 10 000 copies/mL、肝酶水平正常、无肝硬化）发生 HCC 的风险仍然是 HBsAg 阴性对照组的 5 倍[27]。

2.2　HBV DNA 进入宿主细胞

HBV 是属于嗜肝 DNA 病毒科的包膜 DNA 病毒。HBV 含有部分双链松弛环状 DNA 基因组（relaxed circular DNA，rcDNA）[28]。HBV 可识别肝细胞表面的高硫酸肝素蛋白聚糖，从而使病毒具有高度的嗜肝性[29]。当 HBsAg 在感染期间与肝脏特异性受体钠离子 – 牛磺胆酸共转运多肽（sodium taurocholate cotransporting polypeptide，NTCP）或 *SLC10A1* 结合时，病毒就会进入其宿主细胞[30]。

当 HBV 进入人肝细胞后，rcDNA 在细胞核中变成 cccDNA。这个 cccDNA 作为 4 种病毒 mRNA 转录的模板，翻译出 7 种 HBV 蛋白[28]。最大的病毒 mRNA 转录本编码病毒聚合酶，其也是 DNA 复制的模板[31]。当前的 HBV 抗病毒药物阻碍了病毒复制的这一步骤[32]。

2.3 HBV X 蛋白

HBV X 蛋白（HBV X protein，HBx）是一个由 154 个氨基酸组成的分子量为 17 kDa 的多肽，其在 HCC 的发生、发展中起着至关重要的作用。HBx 参与调节细胞转录、蛋白质降解及细胞增殖和凋亡。HBx 通过蛋白质 – 蛋白质相互作用而不是直接与 DNA 结合作用于细胞启动子。HBx 可以下调 Wnt/β–catenin 的表达并通过抑制细胞增殖和触发细胞凋亡抑制细胞生长[33]。HBx 蛋白也可与肿瘤抑制因子腺瘤性结肠息肉病基因相互作用以激活 Wnt/β–catenin 信号传导，从而上调 HCC 细胞中的上皮细胞黏附分子以促进肿瘤发生[34-35]。因此，HBx 激活 Wnt/β–catenin 可能直接促进肝细胞向原癌细胞转化[36]。总体而言，HBx 在调节细胞凋亡方面看似矛盾的作用证明了肝癌发生的复杂性。

HBx 可以通过多种方式诱导抗凋亡作用，最显著的是其抑制 p-53 介导细胞凋亡的能力。HBx 可增加端粒酶逆转录酶的表达和端粒酶活性，从而延长肝细胞的寿命并导致恶性转化[36]。此外，羧基末端（C- 末端）截短的 HBx 蛋白失去其促凋亡特性，并可能会增强其转化致癌基因的能力[36]。

2.4 HBV、脱氧核糖核酸与宿主脱氧核糖核酸的整合

HBx 截短发生在 HBV 整合到宿主 DNA 的过程中。HBx 的 3' 端是 HBV 基因组参与整合的首选区域。当 HBV 整合时，HBx 的 3' 端经常被删除，因此，HBV 整合是 HCC 发生的重要步骤[37]。HBx 截短产生的 C 末端区域也有助于 HCC 的发生、发展。有人提出，C 末端区域是活性氧簇（reactive oxygen species，ROS）产生和 8- 氧鸟嘌呤形成（氧化应激的生物标志物）所必需的[38]。在 C 末端截短的 24 个氨基酸通过 C-Jun 信号传导激活 MMP10 在 HCC 的细胞侵袭性和转移中发挥作用[39]。据报道，C 末端截短的 HBx 可直接调节 miRNA 转录并促进肝细胞增殖[40]。

3. 自然史

HBV 携带者通常是无症状的，没有明显的肝损伤，因为 HBV 复制本身对肝细胞没有直接的细胞毒性[21, 41]。肝细胞损伤主要来自宿主免疫反应，包括主要组织相容性复合体 II 类限制性 CD4[+] 辅助 T 细胞和 I 类限制性 CD8[+] 细胞毒性 T 淋巴细胞[21, 42]。HBV 感染的自然史由以下 4 个不同的期组成。

3.1 急性免疫耐受期

在 HBV 感染的急性期，免疫耐受期是指 HBeAg 阳性、高病毒载量、谷丙转氨酶正常及肝脏组织学接近正常[43]。当成人感染 HBV 时，这个阶段非常短[44]，而围产期和儿童早期感染会导致较长的免疫耐受期[45-46]。围产期感染者和成年感染者进展为慢性携带者状态的风险差异很大，分别为 90% 和小于 1%[44, 47-48]。目前，不建议在免疫耐受期进行抗病毒治疗，而是建议在免疫清除期进行。有趣的是，最近的一些研究报告显示了免疫耐受期免疫反应的证据[49-51]。正如 Zoulim 和 Mason 所提出的

一个观点，为了预防 HCC，应考虑尽早治疗 CHB[52]。

3.2　免疫清除期

免疫清除期一般发生在青少年时期，以高病毒载量、HBeAg 阳性和谷丙转氨酶升高为特征，通常建议在免疫清除期进行抗病毒治疗。这一时期的显著特征是谷丙转氨酶水平升高，这是 T 细胞免疫介导的肝细胞破坏的结果[53-54]。这一阶段的发作频率和持续时间与肝硬化和 HCC 发生的风险相关[55-56]。高谷丙转氨酶水平是强烈的宿主免疫反应的标志，这与自发的 HBeAg 血清学转换相关。HBeAg 血清转换为抗 –HBe 是这一阶段的相关结果[57-58]。

3.3　非活性 HBsAg 携带期

在 HBeAg 血清学转换之后，非活性 HBsAg 携带期开始。该期的标志是 HBeAg 阴性、抗 –HBe 阳性、谷丙转氨酶正常和低水平或检测不到的病毒载量[59]。此时的肝活体组织检查会显示轻度肝炎、轻度纤维化，但在之前的免疫清除期经历过严重肝损伤的患者中也可能出现肝硬化[60]。在这个阶段没有抗病毒治疗的指征，但考虑到 HBsAg 和抗 HBc（IgG）呈阳性并持续存在的风险，患者确实需要定期筛查 HCC。在患者变为 HBeAg 阴性后可能出现自发血清 HBsAg 清除，其年发生率仅为 0.7%~2.4%[57, 61]，并且此期可能会无限期地持续下去。

3.4　再活动 /HBeAg 阴性慢性乙型肝炎期

HBV 感染自然史的最后一个期是最近才认识到的。HBV 复制再活动 /HBeAg 阴性 CHB 期，也称为 e-CHB 期，以 HBeAg 阴性、抗 –HBe 阳性、病毒载量可检测到、谷丙转氨酶升高和组织学显示持续的坏死性炎症为特征[62]。患者可能在非活性 HBsAg 携带期几年后进入 e-CHB 期，或者直接从 HBeAg 阳性的慢性肝炎进展为 HBeAg 阴性的慢性肝炎[63]。许多在 HBV 核心启动子和前核心区域的突变可抑制 HBeAg 的合成而不影响 HBV 复制。核苷酸 1896 位是前 C 区与 e-CHB 期相关的研究最多的突变之一[64]。

4. HCC 的预防

4.1　疫苗接种的结果

中国台湾省是 CHB 高发的地区，1984 年为新生儿到成人的所有公民制订了一项全省的乙型肝炎疫苗接种计划。1997 年在《新英格兰医学杂志》上发表的一篇具有里程碑意义的论文，报道了疫苗接种对中国台湾省儿童 HCC 的影响[65]。1984 年，6 岁儿童的血清 HBsAg 阳性率为 10.6%。在开展疫苗接种计划 10 年后的 1994 年，6 岁儿童的血清 HBsAg 阳性率降至 1% 以下。6~9 岁儿童的 HCC 发

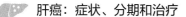

病率从 1974—1984 年出生的 0.52 / 10 万显著下降到 1984—1986 年出生的 0.13 / 10 万。

鉴于中国台湾省全部病历系统的可用性，其成为在公共卫生和流行病学调查研究方面具有巨大潜力的地区。最近同一研究团队发表的一项新研究通过比较不同时间段的 HCC 发生率，重新验证了 HBV 疫苗接种的效果[66]。1983—2011 年，有 1509 名患者被诊断为 HCC，其中 1343 人在 HBV 疫苗接种计划开始之前出生，166 人在 HBV 疫苗接种计划开始之后出生。接种疫苗与未接种疫苗的 6~9 岁、10~14 岁、15~19 岁和 20~26 岁患者发生 HCC 的相对危险分别为 0.26、0.34、0.37 和 0.42。在中国台湾省开始 HBV 疫苗接种后发生的 166 例 HCC 病例中，两个最强的危险因素是高传染性母婴传播和不完全免疫。

到目前为止，已有 180 个国家和地区引入婴儿 HBV 疫苗接种，全球第 3 剂 HBV 疫苗接种覆盖率约为 78%[67]。乙型肝炎疫苗通常分 3 剂接种，第 2 剂在第 1 剂后 1 个月接种，第 3 剂在第 1 剂后 6 个月接种。成人的推荐剂量为 10~20 μg，婴儿和儿童的推荐剂量为 5~10 μg。在 HBV 疫苗的免疫原性方面，超过 90% 的婴儿、儿童和青少年在疫苗接种完成后可产生具有保护性的血清抗 –HBs（抗体水平 >10 mIU/mL）。然而，年龄超过 30 岁、肥胖、免疫抑制和吸烟等宿主因素与 HBV 疫苗的免疫原性不足有关。

对婴儿接种疫苗特别重要，尤其是 HBsAg 阳性母亲所生的婴儿。此外，世界卫生组织建议高危人群也应接种 HBV 疫苗，包括经常需要输血的人群[1]（如透析患者和实体器官移植受者[2]）、被关押在监狱中的人[3]、静脉吸毒者[4]、慢性 HBV 感染者的家庭成员、性接触者[5]、有多个性伴侣的人、医务工作者和其他在工作中接触血液或血液制品的人[6]，以及尚未完成 HBV 疫苗全程接种的旅行者。虽然一般不建议接种疫苗后进行免疫检测，但我们还是会进行疫苗接种后检测，以确认是否存在保护水平抗 –HBs（> 10 IU）。对于不能产生抗体的人，重要的是要排查在 HBV 患者的家庭成员中是否存在隐匿性 HBV 感染。

4.2 肝细胞癌监测

通常建议对 CHB 患者，特别是有肝硬化的患者进行 HCC 监测。CHB 是发生 HCC 的独立危险因素，即使没有肝硬化也可能发生。监测方法包括影像学检查，无论是三维 CT 还是 MRI 增强扫描，均应每 6 个月进行一次。用 AFP 血清学检测进行肝癌监测的证据尚不清楚。在笔者机构每隔 6 个月进行一次影像学检查。

最近的一项研究表明，即使在血清 HBsAg 清除的人群中，HCC 监测也很重要[68]。在一项对 829 名 HBsAg 血清学清除的患者（平均年龄 52.3 岁，575 名男性，98 名肝硬化）的回顾性分析中，肝硬化和非肝硬化患者的 HCC 年发病率分别为 2.85% 和 0.29%。在非肝硬化患者中，男性的 HCC 年发病率高于女性（分别为 0.40% 和 0）。该研究得出结论，对于肝硬化患者和 50 岁以上的非肝硬化男性患者，即使在 HBsAg 血清学清除后，尤其是感染了 HBV 基因 C 型的患者，也应考虑进行 HCC 监测。

4.3　肝癌切除术、肝移植和局部肿瘤消融后肝细胞癌复发的预防

肿瘤切除后的抗病毒治疗旨在通过抑制病毒复制改善预后。最近的证据表明，术前或术后的高 HBV DNA 水平与较高的 HCC 复发风险相关[69]。此外，术后肝炎急性加重、血清 HBV DNA 浓度高且术后 HBsAg 持续表达的患者，HCC 复发率显著增高[70]。有研究证明，即使是在根治性切除后肿瘤复发的患者，抗病毒治疗仍有助于活动性肝炎的缓解，维持肝功能，并增加复发肝癌治疗成功的可能性[71]。此外，高水平的 HBV DNA 与较短的生存时间显著相关，这归因于 HCC 的复发[71]。最近的一项荟萃分析表明，使用核苷类似物进行抗病毒治疗可降低 HCC 相关死亡率和术后 HCC 复发率，并提高 HBV 相关 HCC 患者的总体生存率[72]。

目前缺乏指导乙型肝炎相关性 HCC 肝移植后 HBV 管理的证据，然而，大多数中心在使用终身抗病毒药物。HBV 肝硬化在移植治疗的情况下，HBV 再激活可能导致移植物丢失和移植后存活率低。肝移植时的 HBV 载量与 HBV 再激活之间存在直接关系[73]。自从 Samuel 等[74]的研究以来，乙型肝炎免疫球蛋白（hepatitis B immunoglobulin，HBIG）已被用于预防乙型肝炎肝硬化肝移植后的乙型肝炎再激活。

有研究也发现，对通过介入治疗行局部肿瘤消融后的 HCC 患者进行抗病毒治疗，其生存率明显提高[75]。研究中纳入了 25 名患者，他们符合单发肝癌结节（其肿瘤直径不超过 7 cm）并接受了以治愈为目的的肿瘤消融手术，其中 16 名患者（1999 年及之后确诊）接受了抗病毒治疗，9 名患者（1999 年之前确诊）未接受抗病毒治疗。虽然他们的中位肿瘤大小和 AFP 没有差异，但存活率有显著差异（$P < 0.001$）。未治疗组的中位生存期为 16 个月，而治疗组为 80 个月。迄今为止，16 名接受治疗的患者中有 14 名存活，其中 2 名幸存者最长的存活时间超过 150 个月。总体而言，有证据表明，对接受切除、移植或局部治疗的 HCC 患者可进行终身抗病毒治疗。

5. 乙型肝炎的治疗现状

自从抗病毒药物出现以来，乙型肝炎患者的生存率有了显著提高。目前，治疗乙型肝炎的药物包括核苷类似物（拉米夫定、阿德福韦、恩替卡韦、替比夫定和替诺福韦）和干扰素 [聚乙二醇干扰素 α–2a（polyethylene glycol interferon α–2a，PEG–IFN α–2a）]（表 4.1）[4, 76]。CHB 治疗的最终目标是防止 HCC 的发生发展。

表 4.1　目前批准的 HBV 治疗药物

药物通用名称	商品名称	优点	缺点	获批时间 / 年
PEG–IFN α–2a	派罗欣	治疗周期较短； 未见耐药性； 疗效持久	注射制剂； 价格高； 65%~70% 的患者无应答； 不良反应明显	1991 2005

续表

药物通用名称	商品名称	优点	缺点	获批时间 / 年
拉米夫定	贺普丁	口服； 不良反应小； 妊娠安全； 价格便宜	需长期用药； 耐药发生率高	1998
阿德福韦	贺维力	口服； 耐药发生率低	需长期用药； 长期服用可有肾毒性； 抗病毒作用相对较弱	2002
恩替卡韦	博路定	口服； 强效抑制病毒； 不良反应小； 耐药发生率低	需长期用药； 价格高	2005
替比夫定	素比伏	口服； 强效抑制病毒； 妊娠安全	需长期用药； 耐药发生率高	2006
替诺福韦	韦瑞德	口服； 强效抑制病毒； 不良反应相对较小； 目前尚未发现耐药； 妊娠安全	需长期用药	2008

资料来源：改编自 Halegoua-De Marzio and Hann [4]。

5.1 聚乙二醇干扰素 α-2a

PEG-IFN α-2a 已取代干扰素 α-2b，因为其具有相同的疗效且半衰期更长，仅需每周注射 1 次。其主要作用机制是免疫调节，而直接抗病毒作用较弱[77]。在 PEG-IFN α-2a 治疗 1 年后，HBV 持续应答率高，其中 HBeAg 血清学转换率为 27%，HBV DNA 消失率为 25%[78-79]。继续随访 18 个月后，4%~6% 的患者实现 HBsAg 清除，且 HBsAb 转为阳性[78-79]。即使在治疗结束后，仍有 12%~65% 的患者在 HBeAg 转阴后的 5 年内实现 HBsAg 清除[80-81]。一项 542 例接受了 48 周干扰素治疗的患者研究显示，其中 HBV 基因型为 A 型的患者，满足 HBV DNA 小于 9 $\log_{10}$ copies/mL 或谷丙转氨酶不小于 2 倍正常值上限，以及 HBV 基因型为 B 或 C 型的患者，同时满足 HBV DNA 小于 9 $\log_{10}$ copies/mL 和谷丙转氨酶不小于 2 倍正常值上限，具有最好的病毒学应答[84]。停止治疗后较长时间的病毒性应答与早期病毒学反应相关，即治疗的前 2 周内血清 HBV DNA 水平抑制到低于 5 $\log_{10}$ copies/mL 或 HBV DNA 下降超过 2 $\log_{10}$[82-83]。

PEG-IFN α-2a 由于其严重的不良反应和需要注射给药，在美国仅占所有乙型肝炎处方的 10% 左右[85]。

5.2　拉米夫定

拉米夫定是一种核苷类逆转录酶抑制剂，经 FDA 批准用于抗病毒治疗。由于可获得的其他口服抗病毒药物有更高的耐药基因屏障，目前拉米夫定不再作为首选药物推荐。目前最常见的使用原因是预防 HBsAg 阳性妇女在怀孕期间向围产期传播，以及在化疗和免疫抑制治疗期间防止 HBsAg 阳性患者的 HBV 再激活。

拉米夫定治疗 1 年后，HBeAg 血清转换率为 16%~18%[86]。在 HBeAg 阳性的患者中，HBeAg 血清转换率随治疗时间的延长而增加，1 年为 17%，2 年为 27%，4 年为 47%[87]。在治疗 1 年后，60%~70% HBeAg 阴性的 CHB 患者可以实现病毒学抑制[88]。

有研究证明，拉米夫定可以降低肝纤维化和肝癌的发病率[89]。一项纳入了 651 名亚洲晚期肝纤维化患者的临床研究在 32 个月时被提前终止，因为与安慰剂组相比，拉米夫定治疗组达到肝功能失代偿、HCC 或者因肝病死亡的主要终点的比例显著降低（7.8% vs.17.7%）[89]。有研究报道，拉米夫定可以显著降低 HCC 的发病率[90]。此外，与安慰剂相比，拉米夫定治疗 52 周后在组织学上更容易发生肝纤维化的逆转[87]。

尽管拉米夫定有上述积极作用，但是由于耐药性原因使得其临床应用正逐渐减少。一项大规模的安全性研究显示，HBeAg 阳性的患者拉米夫定治疗 1 年和 5 年的耐药率分别为 23% 和 67%[91]。本机构的一项小型研究发现，使用拉米夫定 150 mg 治疗的耐药率更低，1 年耐药率为 3%，2 年耐药率为 10%[92]。治疗前 HBV DNA 水平的高低是影响拉米夫定耐药最重要的因素。对于拉米夫定耐药的 CHB 患者，替诺福韦比阿德福韦具有更强的抗病毒作用[93]。并且，针对拉米夫定耐药的患者，替诺福韦单药治疗优于阿德福韦加拉米夫定的联合治疗[94]。

5.3　阿德福韦

阿德福韦是一种核苷类似物逆转录酶抑制剂，于 2002 年获得 FDA 批准。对于 HBeAg 阳性的患者，阿德福韦治疗 1 年可使 12% 的患者出现 HBeAg 血清转换和 53% 的患者出现组织学改善[89, 95~96]。此外，91% 的患者可以维持 HBeAg 血清转换[97]。阿德福韦耐药与治疗 48 周后还存在持续的病毒血症相关。据报道，阿德福韦在治疗 1 年、2 年、4 年和 5 年的耐药率分别为 0、3%、18% 和 29%[98]。然而，随着新药的出现，阿德福韦的使用率正在逐渐下降。

5.4　恩替卡韦

恩替卡韦是一种核苷类似物，可抑制 HBV 聚合酶，于 2005 年获得 FDA 批准用于治疗 CHB。它的口服剂量为 0.5 mg/d，它降低 HBV DNA 水平的作用比拉米夫定更强（6.98 $\log_{10}$ copies/mL vs. 5.4 $\log_{10}$ copies/mL）[99]。在恩替卡韦与拉米夫定疗效对比的 III 期临床试验中，接受 52 周恩替卡韦治疗的患者获得了更好的病毒学应答（67% vs.36%），即 HBV DNA 小于 400 copies/mL，更高的谷丙转氨酶复常率（78% vs.70%），以及更多的组织学改善（72% vs.62%）[99]。尽管在 HBeAg 阴性的患者中恩替卡韦治疗效果明显优于拉米夫定，但它仍需要长期治疗来维持病毒抑制和防止复发[100-101]。有研究报道，经过恩替卡韦 6 年的治疗，96% 的 HBeAg 阳性 CHB 患者可出现组织学改善，88% 的患者即使在肝硬化时纤维化评分也有所改善[102]。HBeAg 阳性患者连续使用恩替卡韦治疗达 5 年后，94% 的患者能够维持 HBV DNA 小于 300 copies/mL[103]。

与阿德福韦相比，恩替卡韦已被证明在起始治疗的 14 天内能够更快地实现病毒抑制[98]。治疗 48 周后，恩替卡韦有更高的 HBV DNA 清除率（58% vs.19%）和谷丙转氨酶复常率（76% vs. 63%），而 HBeAg 清除率和血清转换率无显著差异[104]。

与未接受治疗的患者相比，接受恩替卡韦治疗的患者 HCC 发生率降低。恩替卡韦治疗组和对照组的 5 年累计 HCC 发病率分别为 3.7% 和 13.7%[105]。HBsAg 清除与恩替卡韦治疗有关[106-107]。HBeAg 阳性患者使用恩替卡韦治疗 96 周后，有 5% 出现 HBsAg 清除，而使用拉米夫定治疗的患者有 3% 出现 HBsAg 清除[108]。与 HBeAg 阳性患者不同，HBeAg 阴性患者使用恩替卡韦治疗后未出现明显的 HBsAg 下降[109]。

恩替卡韦最大的优势是其高基因屏障和低耐药性。核苷类似物初治的 CHB 患者，使用恩替卡韦治疗 6 年后的累计耐药发生率仅为 1.2%。然而，对拉米夫定耐药的患者，换用恩替卡韦治疗 6 年后的累计耐药率为 57%[110]。

5.5 替比夫定

替比夫定是一种 L- 核苷，结构上与拉米夫定相似，它在 2006 年获得了 FDA 的批准。它能特异性抑制 HBV DNA 合成，已被证明在治疗 HBeAg 阳性和 HBeAg 阴性的 CHB 患者中优于拉米夫定。HBeAg 阳性的患者接受替比夫定治疗 1 年和 2 年后的 HBeAg 血清转换率分别为 22% 和 30%[111-112]。而 HBV DNA 小于 300 copies/mL 的抑制率分别为 60% 和 56%[105-106]。此外，最近的证据表明，替比夫定具有肾保护作用，在预防阿德福韦诱导的肾毒性和改善肝移植患者的肾功能方面都有一定的作用[113-116]。

然而，据报道，HBeAg 阳性和 HBeAg 阴性的患者接受替比夫定治疗 2 年后的耐药率分别为 21.6% 和 8.6%[117]。在 HBeAg 阳性的患者中，替比夫定疗效的预测因素包括谷丙转氨酶大于 2 倍正常值上限或 HBV DNA 小于 9 $\log_{10}$ copies/mL[118-119]。对于治疗基线时 HBV DNA 水平较低的患者，以及治疗 24 周 HBV DNA 转阴的患者，替比夫定远期治疗效果较好[118]。

替比夫定是妊娠 B 类药物。一项研究纳入了 186 例 HBV DNA 大于 6 $\log_{10}$ copies/mL 的亚洲孕妇，其中一半的孕妇从妊娠中期到产后 4 周接受替比夫定治疗，所有婴儿在出生后 24 小时内接受 HBIG 注射。结果发现，替比夫定治疗组比对照组 HBV DNA 转阴的产妇比例更高（30% vs. 0）[120]。重要的是，与对照组 8.7% 的 HBsAg 阳性率相比，治疗组妇女所生的婴儿 HBsAg 均为阴性。

5.6　替诺福韦

替诺福韦是 FDA 在 2008 年批准的最新的核苷类似物。它的结构与阿德福韦相似，但抗病毒作用更强。在 HBeAg 阳性患者中，与阿德福韦相比，替诺福韦治疗 48 周可获得更高的谷丙转氨酶复常率（68% vs. 54%）和病毒抑制率 [HBV DNA 小于 400 copies/mL（76% vs. 13%）]、更多的组织学改善（67% vs. 12%），以及 HBsAg 清除率（3.2% vs. 0）[121]。治疗 7 年后，99.3% 的患者维持病毒抑制，80% 的患者谷丙转氨酶恢复正常，且未检测到耐药。HBeAg 阳性患者中 54.5% 达到 HBeAg 血清学转换，11.8% 达到 HBsAg 清除。在 HBeAg 阴性患者中，只有 0.3% 出现 HBsAg 清除。在替诺福韦治疗期间，有 10 例患者（1.7%）血清肌酐高于基线水平（不小于 0.5 mg/dL），骨密度未观察到显著变化。最近有报道称，替诺福韦治疗的 CHB 患者中 HCC 发病率降低 [122]。

5.7　妊娠期乙型肝炎

母亲患有 CHB 的新生儿应在出生后 12 小时内接种 HBIG 和第 1 剂乙型肝炎疫苗，以防止 HBV 的垂直传播。随后在 6~12 个月内接种两剂乙型肝炎疫苗。但即使进行了被动免疫预防，高病毒载量的母亲所生婴儿中仍然有 7%~32% 为 HBsAg 阳性 [123-124]。中国的一项研究显示，HBeAg 阳性且携带 HBV DNA 大于 $6 \log_{10}$ copies/mL（大于 200 000 IU/mL）的母亲，即使进行产后免疫预防接种，仍然可能发生垂直传播 [125]。因此，对于高水平病毒血症的孕妇，尤其是曾有过免疫预防失败的婴儿的母亲，抗病毒治疗是非常重要的。

拉米夫定和替比夫定都可以在怀孕后期使用。在产后 12 个月的观察中，它们对母亲及其新生儿都具有相当的疗效和安全性，当高病毒载量的 HBeAg 阳性的母亲在妊娠晚期接受拉米夫定或替比夫定治疗后，可以观察到垂直传播率明显降低 [121, 123, 126]。目前，不建议在怀孕的前 3 个月使用口服抗病毒药物。

在怀孕期间 HBV 再激活并不常见，但如果出现，特别是病毒载量较高时，应考虑抗病毒治疗 [126-127]。对于正在接受抗病毒治疗的母亲，母乳喂养并不是禁忌，因为这些药物在母乳中排泄很少，不太可能造成严重毒性 [128]。

5.8　化疗或免疫抑制治疗期间乙型肝炎再激活

在进行利妥昔单抗、化疗或皮质激素等免疫抑制治疗时，HBsAg 阳性携带者可发生 HBV 再激活。免疫抑制可使 HBV 复制并感染肝细胞，再激活通常发生在停止或撤销免疫抑制后，因为此时会发生免疫系统重建 [129]。再激活可导致急性肝炎，表现为谷丙转氨酶水平和 HBV DNA 水平升高。

一项包含 14 项临床试验的荟萃分析显示，拉米夫定对预防化疗期间 HBV 再激活有效，特别是对于 HBV DNA 低水平（HBV DNA 小于 2000 IU/mL 或者小于 104 copies/mL）或检测不到，和（或）接受小于 6 个月的短期免疫抑制的患者 [129]。此外，依从性好的患者，每天服用 150 mg 发生耐药的

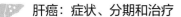

概率更低 [92]。如果患者正在接受长时间的化疗或病毒载量高，建议使用替诺福韦或恩替卡韦这类核苷（酸）类药物，因为它们的耐药发生率更低。

由于亚洲 CHB 的患病率较高，部分 HBV 携带者可能对自己的感染状态不知情，因此亚洲患者在开始化疗或免疫抑制治疗之前应该筛查 HBsAg[130]。HBsAg 阴性，但抗 HBc 阳性的患者应检测血清 HBV DNA[80]。所有需要免疫抑制或进行骨髓移植的 HBsAg 阳性患者都应给予预防性抗病毒治疗 [131]。抗 HBc 阳性患者，无论 HBsAb 是阳性还是阴性，都考虑抗病毒预防治疗 [132]。下面对不同学会提出的免疫抑制期间预防 HBV 再激活的指南进行了回顾和总结（表 4.2）[132-136]。

表 4.2 免疫抑制期间预防 HBV 再激活的抗病毒指南

社会机构	患者（HBV DNA）	预防性抗病毒治疗	抗病毒治疗方案
美国肝病研究学会（AASLD）[132]	基线 HBV DNA< 2000 IU/mL	推荐	拉米夫定 / 替比夫定（如果免疫抑制 < 12 个月）/ 恩替卡韦优于阿德福韦（如果免疫抑制 > 12 个月）
欧洲肝病学会（EASL）[133]	基线 HBV DNA< 2000 IU/mL	推荐	拉米夫定
	基线 HBV DNA> 2000 IU/mL	推荐	高耐药屏障的抗病毒药物
美国胃肠病协会（AGA）[134]	高风险（>10% 乙型肝炎相关事件发生率）	推荐	高耐药屏障的抗病毒药物
	中风险（1%~10% 乙型肝炎相关事件发生率）	建议或监视	高耐药屏障的抗病毒药物
	低风险（<1% 乙型肝炎相关事件发生率）	无推荐	无推荐
亚太肝脏研究学会（APASL）[135]	所有 HBsAg 阳性患者	推荐	恩替卡韦 / 替诺福韦优于拉米夫定

6. HBV 治愈的探索

首先，确定 HBV 治愈的概念很重要。乙型肝炎治疗的终极目标是清除 cccDNA，也被称为完全治愈。但是目前的抗病毒药物比较现实的目标是实现功能性治愈（清除 HBsAg，阻止疾病进展，即使有持续存在的肝脏 cccDNA）。如果不清除 HBV cccDNA，即使经过多年成功的抗病毒治疗，仍有发生 HCC 的风险，尤其是肝硬化患者。近年来，新型体外模型的发展丰富了对 HBV 发病机制和包括免疫治疗在内的新型抗病毒策略的研究。

许多新药正在研发，其中包括直接作用的抗病毒药物（direct-acting antivirals，DAAs）和宿主靶向剂（host-targeting agents，HTAs），它们主要以多种不同的方式靶向 cccDNA[28]。目前正在研发的针对 HBV 的 DAAs 包括新型聚合酶抑制剂、衣壳抑制剂、rcDNA-cccDNA 转换抑制剂、DNA 切割酶和基于小干扰 RNA 的制剂（表 4.3）[137]。此外，HTAs 主要是靶向 NTCP，与 HBV 分泌和出胞相关宿主因子及宿主免疫反应（先天性和适应性）[28]。鉴于 HBV 在致癌中的作用，应用根除 HBV 的新制剂将是一种非常重要的癌症治疗方法。

表 4.3　新型的抗 HBV 药物

药物类别和名称	机制	现状	生产公司
核苷类似物			
Clevudine	抑制病毒 DNA 聚合酶	在韩国和菲律宾获得批准	Bukwang/Eisai
MIV−210（lagociclovirvalactate）	抑制病毒 DNA 聚合酶	Ⅱ期	Medivir/Daewoong
Besifovir（LB80380）	抑制病毒 DNA 聚合酶	Ⅱb 期	LG Life Sciences
Tenofovir alafenamide（GS−7340）	抑制病毒 DNA 聚合酶	Ⅰb 期	Gilead
CMX157	抑制病毒 DNA 聚合酶	Ⅰ期	Chimerix
AGX−1009	抑制病毒 DNA 聚合酶	Ⅰ期，中国	Agenix
非核苷抗病毒药物			
Myrcludex−B	进入抑制剂	Ⅰa 期，德国	Myr−GmbH
Bay 41−4109	抑制病毒核衣壳	Ⅰ期，德国	AiCuris
GLS 4	抑制病毒核衣壳	Ⅰ期，中国	Sunshine Lake
Phenylpropenamides	抑制病毒核衣壳	临床前试验	
REP 9 AC	HBsAg 释放抑制剂	Ⅰb 期	REPLICor，Inc.
Nitazoxanide（alinia）	小分子抑制剂	临床前试验	Romark Labs
dd−RNAi compound	基因沉默	临床前试验	Benitec/Biomics
ARC−520	RNA 干扰	Ⅰ期	Arrowhead Research
免疫制剂			
Zadaxin（thymosin−alpha 1）	免疫调节剂	该孤儿药在美国被批准用于治疗肝癌	SciClone
NOV−205（BAM 205）	免疫调节剂	在俄罗斯被批准	Novelos
GS−9620	TLR7 激动剂	Ⅰ期	Gilead
GI−13020	HBV 抗原	临床前试验	Global Immune
DV−601	治疗性乙型肝炎疫苗	Ⅰb 期	Dynavax

资料来源：改编自 Wang and Chen [137]。

注：TLR7：Toll 样受体 7。

参考文献

（蒋　维　吕朵朵　翻译，唐　红　审校）

第 5 章

肝癌中的肿瘤干细胞和乙醛脱氢酶 1

Hiroyuki Tomita, Tomohiro Kanayama, Ayumi Niwa, Kei Noguchi, Kazuhisa Ishida, Masayuki Niwa, Akira Hara

摘 要

　　肿瘤干细胞（cancer stem cell，CSC）理论认为，在许多恶性肿瘤中，少数具有干细胞样特征的细胞是肿瘤生长、耐药和复发的原因。这一理论可以为设计创新的靶向药物疗法提供一个有用的范例。肝癌是世界上第五位常见的癌症，以 HCC 和胆管细胞癌为主。肝干细胞 / 祖细胞被认为是 HCC 和胆管细胞癌的起源，然而，这仍然是一个有争议的话题。乙醛脱氢酶（aldehyde dehydrogenase，ALDH）是负责清除肝组织肝细胞中乙醛的主要酶系统。因此，ALDH1 被认为是肝癌中一种潜在的、生物学和肿瘤干细胞的标志物。我们在此就肝脏肿瘤干细胞的研究现状和 ALDH1 在肝癌发生发展中的作用做一综述，并讨论其作为预后和诊断性生物标志物的潜在价值。

关键词：乙醛脱氢酶，干细胞，肿瘤干细胞，肝细胞癌，胆管细胞癌，肝癌

1. 简介

肝癌是第二位常见的癌症死因，也是全球第五大最常见的癌症。鉴于全球肝癌的发病率一直在上升，其预后很差，总体死亡率也有所上升[1-2]。一些肝干细胞/祖细胞标志物目前可用于识别具有干细胞样特征的细胞子集，称为肿瘤干细胞。寻找肿瘤干细胞特异性基因并了解其在肝癌中的作用机制是肿瘤治疗发展中的重要问题。ALDH1 已被报道表明许多恶性肿瘤的治疗耐药，并显示出被广泛用于识别具有干细胞样特征的细胞的标记，包括在原发性肝癌中。我们描述了肝脏中的肿瘤干细胞和 ALDH1 在肝癌中的作用。

2. 肿瘤干细胞的概念

肿瘤干细胞的概念源于这样一个事实，即癌细胞是不受调控的克隆，其持续繁殖发生在稀有细胞的一个生物学上不同的子集中。这一概念并不新鲜，但近年来由于对肿瘤发生的多步骤本质有了更深入的认识而获得了突出的地位[3]。这一概念具有重要的治疗意义，并可能解释为什么可以治疗许多恶性肿瘤，直到肿瘤不再被检测到，直至癌症复发[4]。虽然放疗和化疗一直是癌症治疗的主要方法，但这些方法对肿瘤干细胞并没有显示出实质性的治疗效果[5]。此外，可能很难创造条件来帮助机体组织的所有成熟细胞类型的产生及作为成熟细胞类型来源的干细胞的存活和自我更新。很少有表型标记被证明是计数干细胞的可靠替代品，特别是当它们在生理上或实验上受到扰动时[3]。

3. 正常肝脏中的干细胞

3.1 肝脏功能与结构

肝脏是人体最大的实质器官，具有多种维持体内平衡的功能，如新陈代谢、糖原储存、药物解毒、产生各种血清蛋白和胆汁分泌。肝脏的大部分代谢和合成功能是由肝细胞完成的。胆管是由胆管细胞形成的，胆管细胞是一种上皮细胞。构成肝脏的其他细胞类型有肝窦内皮细胞、位于肝窦内侧的 Kupffer 细胞和位于 Disse 间隙的肝星状细胞。

3.2 肝干细胞与肝祖细胞

除了自我更新能力外，肝干/祖细胞还有另一个特性：分化为肝细胞和胆管细胞的双潜能。肝干/祖细胞在发育、动态平衡和再生过程中发挥着重要作用。因此，肝脏由两个干/祖细胞系统组成：与发育相关的胎肝干/祖细胞及与内稳态和再生相关的成人肝干/祖细胞。

3.3 胎肝干细胞 / 肝祖细胞

小鼠肝脏发育始于胚胎（E）第 8.5 天，从前肠内胚层开始[6]。注定是肝脏命运的前肠内胚层细胞开始表达转录因子包括同源异型框和肝细胞核因子 4α（hepatocyte Nuclear Factor 4α，HNF-4α），以及肝脏特异性基因 *AFP* 和白蛋白，并以绳索形式迁移到周围的横膈间充质。这些细胞是常见的祖细胞，既能产生肝细胞，又能产生胆管细胞，在肝脏发育过程中被称为"肝母细胞"。最近，结合特异性细胞表面标志物已被用于区别胎肝干 / 祖细胞。在小鼠胚胎第 13.5 天肝脏细胞表面分子呈现 $CD45^-$、$TER119^-$、$c-Kit^-$、$CD29^+$、$CD49f^+$ 的细胞被证明有潜能分化为肝细胞和胆管细胞系[7]。其他已报道的用于确定胎肝干 / 祖细胞的细胞分选标志物有 $c-Kit^{low[8]}$、$c-Kit^-$、$c-Met^+$、$CD49f^{+/Low[9]}$、$CD13^{+[10]}$ 或 $CD13^+$、$c-Kit^-$、$CD49f^{-/low}$、$CD133^{+[11]}$ 结 合 $CD45^-$ 和 $TER119^-$。早在小鼠胚胎第 9 天的肝芽中就有 *DLK1* 的表达，从胚胎期第 14.5 天小鼠肝脏分离的 $DLK1^+$ 细胞在体外具有形成增殖集落的能力，包括肝细胞和胆管细胞系[12]。在胚胎期第 12.5 天小鼠肝脏中，E- 钙黏素（E-cadherin）和 *LIV2* 基因的表达也是区分上皮细胞有效的特异性标志物[13-16]。CD24a 和邻近基因 *Punc E11*（NOPE 蛋白）也被鉴定为分选标记[17]。HNF4α + 肝干 / 祖细胞早在胚胎期第 9.5 天的小鼠体内就表达上皮细胞黏附分子。来自胚胎期第 11.5 天的小鼠肝脏的 $EpCAM^+$ $DLK1^+$ 细胞包括在体外形成克隆的细胞[18]。从人胚胎的肝分离的 $EpCAM^+$ 细胞被证明含有肝脏干 / 祖细胞的多潜能前体细胞[19]。

3.4 成人肝干细胞 / 肝祖细胞

肝脏具有非凡的再生能力，肝再生主要依赖于成年肝细胞的增殖。在肝脏生成过程中，肝细胞也出现肥大。与急性肝损伤诱导的再生不同，严重和慢性肝损伤会导致成熟肝细胞增殖缺陷。成人肝干 / 祖细胞被认为参与了这种慢性肝损伤所诱导的再生。在啮齿类动物严重肝损伤过程中，汇管区特征性非实质卵圆形细胞数量增多，这些细胞同时表达胆管细胞（Ck7 和 Ck19）和肝细胞（AFP 和白蛋白）标志基因，并分化为肝细胞和胆管细胞，提示卵圆细胞是候选的肝祖细胞[20-23]。

有几种特定的标志物可用于分选含有出生后干 / 祖细胞的细胞。其中一些与胎肝干 / 祖细胞表面标志物相同，如 *EpCAM* 和 CD133。其他已报道的标志物有 $LGR5^{[24]}$、$CD13^+$ $CD133^{+[11]}$ 和 $CD133^+$ $MIC1-1C3^{+[25]}$。

3.5 肝细胞与胆管细胞的转分化

肝细胞和胆管细胞被认为是由单个干 / 祖细胞分化而来的，它们具有向其他类型的肝上皮细胞转分化的潜能。Tarlow 等[26]标记小鼠 SOX9 阳性细胞，分析有机蛋白培养的形成，监测小鼠对胆碱缺乏的乙硫氨酸饮食或含有 3，5- 二乙氧甲酰 -1，4- 二氢氯仿饮食的细胞的反应，并追踪转移到富马酰乙酰乙酸酯水解酶缺陷小鼠的细胞。来自正常的、免疫相容的供者的肝细胞可以被移植并在这些小鼠的肝脏中成功地重新克隆，其中不到 1% 的肝细胞来自 SOX9 阳性的前体细胞 [27]。肝细胞来源的胆管细胞继续呈现一些肝细胞特有的基因表达，如 *HNF4*，并显示低表达的 *EpCAM*[28]。卢等 [29] 报道了当肝细胞 *MDM2*（E3 泛素连接酶基因）缺失时，胆管细胞转化为肝细胞。Huchet 等 [27] 基于 *EpCAM* 的表达从人肝脏分离胆管细胞，这些细胞被培养成类器官，在培养中被诱导转分化，并表达肝细胞特异性基因。从肝病患者肝活体组织检查组织中分离的胆管细胞在类器官培养中也可分化为肝细胞，但仍携带患者疾病的标志。然而，值得注意的是，先前的这些研究中，在培养中观察到了胆管细胞向肝细胞的转分化，并在细胞移植之前观察了细胞移植到小鼠体内后所检测到的肝细胞表型。因此，似乎可以公平地得出结论，在大多数慢性毒性损伤或正常肝再生的情况下，肝细胞和胆管细胞增殖并保持其表型，这一现象得到了大鼠和小鼠相关研究的有力支持。

4. 肝细胞癌中的肿瘤干细胞

4.1 肝细胞癌的特点

HCC 是肝癌的主要组织亚型，约占原发性肝癌的 85%[30]。HCC 起源于构成肝实质的肝细胞，约 80% 的 HCC 是肝硬化的先兆。作为 HCC 的前驱病变，肝硬化是由慢性肝损伤引起的，导致连续的肝再生和伴有邻近纤维化的异常结节形成。

肝硬化是由慢性乙型和丙型肝炎感染、代谢性肝病（如非酒精性脂肪性肝病、非酒精性脂肪性肝炎、血色素沉着病、ALPHA1- 抗胰蛋白酶缺乏症和肝豆状核变性）、酒精性肝病和自身免疫性疾病引起的 [2]。

4.2 肝细胞癌中肿瘤干细胞的标志物

最近发现的细胞聚集体具有比其他组织更强的增殖能力，这些侵袭性组织的细胞标志物也被识别并归类为干细胞的标志物 [31]。CD133（prominin-1）、CD90（THY-1）、CD44、CD326（*EpCAM*）、CD24 和 CD13 是用于检测 HCC 中的干细胞（肿瘤干细胞）最常见的细胞表面标志物 [32]。此外，一些功能标志物可用于根据肿瘤干细胞的潜能对细胞进行分类，如 ALDH1、鸟氨酸脱羧酶降解融合的高绿色荧光分子，其与低 ROS 水平相关 [33]。

4.3 肝细胞癌的预后

根据肿瘤干细胞的理论，肿瘤干细胞可以通过促进转移和复发从而影响患者的预后。与这一假设一致的是，最近的研究结果表明，肿瘤干细胞的存在可能与患者的生存有关。例如，CD90 在 HCC 中的过度表达与诊断不佳有关。一项免疫组织化学研究证实了 CD90 表达与临床因素之间的关系，其中 CD90 在大约 70% 的 HCC 中过度表达。此外，CD90 的过度表达还与 HBV 感染、年龄和组织学分级有关[34]。CD133 的过度表达是影响肝癌患者生存和肿瘤复发的独立预后因素，而在正常肝细胞中 CD133 不表达。另一篇报道[35]描述了 HCC 患者胞浆 CD133 的表达与高血清 AFP 水平、高级别的组织学分级及侵袭性有关。其他研究[36-37]表明 CD133 的表达与临床和病理因素有关，包括低分化肿瘤。此外，CD133 的胞浆表达还与 HCC 患者的总生存期显著相关，这是由多中心致癌性和肝及远处器官的血行转移所致。因此，CD133 胞浆阳性表达被认为是预后不良的指标，尤其是在晚期肝癌患者。Chan 等[36]的研究表明，CD133 是影响 I 期患者总生存期的一个非常有效的预后因素。相反，*EpCAM* 与较低的组织学分化和血管侵袭有关[37]。CK19 在 HCC 中的表达也与预后不良有关。HCC 中 CK19 阳性细胞的增多与上皮 – 间充质转化相关基因表达上调有关。CD44 在 HCC 中的表达与较高的肝外转移频率和较低的存活率相关[38]，与更具侵袭性的肿瘤行为和较差的临床预后相关[39]。

4.4　HCC 的治疗

虽然化疗和放疗可以消除处于细胞增殖周期的肿瘤细胞，但肿瘤干细胞对这些治疗手段具有内在的抵抗力。因此，干预肿瘤干细胞的自我更新、生存和肿瘤微环境是一种可能的靶向治疗策略。

肿瘤干细胞特异性信号有望成为治疗的靶点。结直肠癌中肿瘤干细胞的自我更新在功能上依赖于 BMI1，它是一种多梳蛋白[40]。此外，抑制 EZH2——多梳蛋白抑制复合体 2（PRC2）的主要成分，已被证明会抑制一些癌症[41]的自我更新和肿瘤启动能力，包括肝癌。表观遗传调控的破坏，如 DNA 甲基化和组蛋白修饰，与肿瘤的发生和发展有关。表观遗传药物的有效性已被提出可以消除 HCC 中的肿瘤干细胞[42]。ZeBularine 是一种 DNA 甲基转移酶抑制剂，它降低了肿瘤干细胞的特性，如肝癌细胞的自我更新和肿瘤启动能力[43]。组蛋白去乙酰化酶抑制剂，如曲古菌素 A 和伏立诺他，已经被证明比 SALL4 –肝癌细胞系优先抑制 SALL4 过表达的肝癌细胞系的细胞生长[44-45]。这些发现表明，使用 DNA 甲基转移酶抑制剂或组蛋白去乙酰化酶抑制剂的表观遗传学治疗可能是根除肝癌中肿瘤干细胞的一种有潜能的方法。

另一种消除肿瘤干细胞的方法是针对肿瘤干细胞特异性抗原的单抗[46]，如针对肝脏肿瘤干细胞的 CD13、*EpCAM* 和 CD133 抗体[47-49]。然而，这些标志物不仅在肿瘤干细胞中表达，而且在正常肝细胞和组织干细胞中也表达。因此，需要进行临床前试验和临床试验，以确保安全性和有效性。另外，*HNF4 α* 是一种肝细胞分化因子，可减少 CD90[+] 和 CD133[+] 肿瘤起始细胞的数量[50]，同时通过诱导亚群的分化而使这些细胞失去致瘤性。同样，抑瘤素 M 已被证明通过抑瘤素 M 受体信号通路诱导 *EpCAM*[+] 肝脏肿瘤干细胞的分化[51]。

肿瘤干细胞和正常组织干细胞存在于被称为生态位的特殊微环境中。据报道，脑肿瘤干细胞存在于由血管内皮细胞维持在未分化状态的血管微环境中[52]。口服多激酶抑制剂索拉非尼是临床批准用于治疗晚期肝癌的唯一分子靶向药物。这种药物通过靶向 Raf/ 丝裂原活化蛋白激酶 / 细胞外信号调节激酶信号转导阻止肿瘤细胞的增殖，并通过靶向酪氨酸激酶受体（如血管内皮细胞生长因子受体和血小板衍生生长因子受体）发挥抗血管生成作用[53]。尽管索拉非尼在 HCC 中肿瘤干细胞微环境中的作用尚未被研究，但可能有助于消除 HCC 中的神经干细胞。

5. 胆管细胞癌中的肿瘤干细胞

5.1 胆管细胞癌的特点

胆管细胞癌是一种起源于胆管树内不同部位的上皮细胞恶性肿瘤，是胆管细胞分化的标志。胆管细胞癌按解剖位置分为肝内胆管细胞癌、肝门胆管细胞癌和远端胆管细胞癌。肝内胆管细胞癌的定位是从肝脏近端到二级胆管的位置；肝门胆管细胞癌的定位是从二级胆管到胆囊管汇入胆总管的位置；远端胆管细胞癌的定位是从胆囊管起点到 Vater 壶腹的位置。

肝门胆管细胞癌、远端胆管细胞癌和肝内胆管细胞癌分别约占胆管细胞癌病例的 50%、40% 和 <10%[54]。混合性肝癌是最近才被承认的疾病，约占胆管细胞癌病例的 1%。在西方国家，肝内胆管细胞癌的发病率增加[55-56]。据报告，西班牙裔和亚裔人口的相关年龄发病率最高（约每 100 000 人中有 3 人），而非西班牙裔白种人和黑种人人口的相关年龄发病率最低[57-59]。

肝内胆管细胞癌的死亡率在美洲印第安人、阿拉斯加原住民和亚洲人人群中最高，在白种人和黑种人人群中最低[56]。随着认识的增加和发病率的升高，人们对这种类型癌症的兴趣与日俱增。大多数胆管细胞癌病例都是始于胆管细胞，目前还没有确定危险因素。

肝硬化及 HCV/HBV 感染被认为是胆管细胞癌的危险因素，尤其是肝内胆管细胞癌。在美国和欧洲的研究中，丙型肝炎被证明是胆管细胞癌的危险因素，与肝内胆管细胞癌的相关性最强[60]，日本的一项研究随后证实了这些发现[61]。然而，来自韩国和中国的研究表明，乙型肝炎是肝内胆管细胞癌的危险因素之一[62-64]。对几项关于肝内胆管细胞癌危险因素的病例对照研究的荟萃分析显示，合并优势比（*OR*）[95% 可信区间（*CI*）] 分别为 22.92（18.24 ~ 28.79）、4.84（2.41 ~ 9.71）和 5.10（2.91 ~ 8.95）[65]。

由于麝猫后睾吸虫和华支睾吸虫所致的肝吸虫病高患病率，因此，东南亚地区胆管细胞癌的发病率非常高[65]。这种风险很可能是由环境因素和遗传因素造成的，据报道，一些基因多态性会增加胆管细胞癌的风险，这些基因已被认为是与 DNA 修复、细胞抗毒素保护或免疫监测相关的危险因素[57]。

肝内胆管结石、胆肠引流术后和易患胆道感染（肠道细菌逆行进入胆道并定植引起感染）是胆管细胞癌的额外危险因素[66]。关于酒精和吸烟暴露作用的研究结果并不一致[57]。此外，在监测和流行病学结果数据库分析中，代谢综合征与肝内胆管细胞癌风险增加相关（*OR*：1.6, 95% *CI*：1.32 ~ 1.83, *P* < 0.0001）。与这些观察一致的是，一项美国和丹麦研究的荟萃分析发现，肝内胆管细胞癌与糖尿病（*OR*：1.89，95% *CI*：1.74 ~ 2.07）和肥胖（*OR*：1.56，95% *CI*：1.26 ~ 1.94）有关。虽然肥胖是胆管细胞癌发生的生物学上可信的风险因素，但目前数据太稀缺，无法确定两者之间的联系。

5.2 胆管细胞癌的分子通路

有助于癌细胞选择性生长的遗传途径可以被组织成控制细胞命运和分化、增殖、存活及维持基因组完整性的途径。几项识别胆管细胞癌基因变化的研究已经发表，但这些单一研究产生的大多数数据还需要进一步验证。

Ras/ 丝裂原活化蛋白激酶通路是胆管细胞癌生物学中的主要信号网络之一，目前已有多项研究报道。Sia 等描述了两个不同的基因特征类：增殖类和炎症类。增殖类（62% 的病例）与几个癌基因的拷贝数变化有关，而炎症类表现为炎症途径的激活，导致细胞因子和转录因子 STAT3 的过度表达，后者调节细胞的生长和存活，并与癌症的发生有关 [67-68]。几项研究证实，胆管 I 型细胞癌中的 Hedgehog 生存信号通路具有肿瘤抑制活性 [69-70]。最近几个小组报道，*IDH1* 和 *IDH2* 编码基因的热点突变，在各种胃肠道和胆道癌中，肝内胆管细胞癌具有相当特异度（10%~23%）[71-72]。

5.3　胆管细胞癌中肿瘤干细胞标志物

在胆管细胞癌中，为了提高患者的生存率，通常需要选择化疗加手术的方式。胆管细胞癌中的肿瘤干细胞涉及细胞表面标志物，如 CD24、CD133、CD44 和 *EpCAM*。CD133 又称 prominin–1，是一种重要的肿瘤干细胞标志物，在正常上皮干细胞中也有发现 [73]。CD133 是胆管细胞癌中重要的肿瘤干细胞标志物 [74]。CD133 阳性细胞比 CD133 阴性细胞具有更高的侵袭力。Shimada 等 [75] 分析了 29 例肝内胆管细胞癌患者 CD133 的表达情况，发现 CD133 阳性组的 5 年生存率（8%）比 CD133 阴性组低 [76]。然而，Fan 等 [77] 在 54 例连续分析的胆管细胞癌标本中，CD133 的表达与较高的肿瘤分化程度相关。此外，CD133 阳性表达与预后显著相关。

CD24 在癌症的细胞黏附过程、细胞运动和侵袭性细胞生长中表达 [78]，CD24 高表达患者的中位生存期比低表达患者短 [79]，CD24 的表达也与化疗和放疗的不良反应有关 [80]。然而，CD24 在正常上皮和炎症上皮中均未被检测到，提示 CD24 可能是胆管细胞癌早期癌变的有用标志物。

EpCAM 是一种嗜同种非钙离子依赖性上皮细胞黏附分子，在许多人类上皮组织中都有表达，但在胆管细胞癌中的表达尚不清楚。只有一份报告表明，与肝细胞癌细胞相比，*EpCAM* 在胆管细胞癌细胞中大量表达 [81]。

CD44 糖蛋白主要表达在上皮细胞和癌细胞上。Wang 等证实，从胆管细胞癌移植瘤中分离的 CD24[+] CD44[+] *EPCAM*[High] 细胞与 CD24[-] CD44[-] *EPCAM*[low] 的细胞相比具有更高的致瘤潜能。高表达 *EpCAM* 的细胞表现出自我更新和异种后代的干细胞特性 [82]。对其他标志物如 CD49f、CD117 和 Sca–1 的研究很少。

5.4　胆管细胞癌的治疗

手术治疗是提高胆管细胞癌患者生存率的主要方式 [83]。根治性手术切除后，肝内胆管细胞癌的 5 年生存率约为 35%，肝门胆管细胞癌的 5 年生存率约为 40%[83-85]。肝移植治疗胆管细胞癌的经验仍然有限，仅在少数医疗中心选择性进行，而且主要局限于早期肝门胆管细胞癌 [86]。晚期和转移性胆管细胞癌的一线化疗方案是吉西他滨联合顺铂 [87-88]。放疗或化疗在胆管细胞癌中的作用仍有待确定，肝门或远端胆管细胞癌在术后复发后，放化疗在确定适当的辅助治疗方面起着重要的作用[89]。

胆管细胞癌的靶向治疗在体内试验中受到了挑战。CD133 可抑制人肝癌细胞株 Hep3B 的生长，抑制体内肿瘤生长[49]。小干扰 RNA 抑制肝祖细胞中的 *EpCAM*，降低了肿瘤的致病性[90]。此外，CD44 的小干扰 RNA 可抑制胆管细胞癌的侵袭和迁移[91]。CD24 抑制降低了胆管内细胞癌中肿瘤干细胞的侵袭能力[79]。这些数据表明，与表面标志物相关的治疗是胆管细胞癌中肿瘤干细胞靶向治疗的潜在治疗靶点。

6. 乙醛脱氢酶 1 在肝癌中的作用

ALDH 基因超家族包含 19 个推测的人类功能基因，这些基因编码的酶通过依赖于 NAD（P）$^+$ 醛底物的氧化来解毒。在这 19 个基因中，ALDH1 已被报道是参与与干细胞和肿瘤干细胞群体相关的关键 ALDH 同工酶。在肝脏干细胞和肿瘤干细胞中，视黄酸（retinoic acid，RA）、ROS 和醛代谢可能与 ALDH1 的功能作用密切相关（图 5.1）。

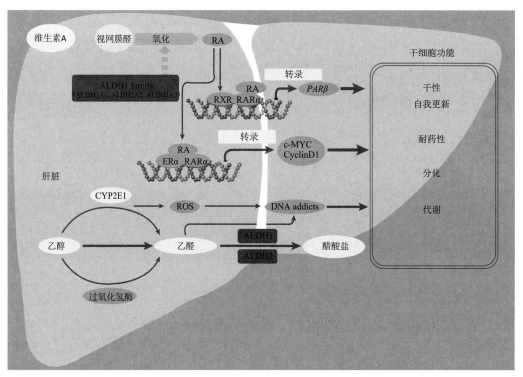

ALDH1 家族的成员代谢 RA，调节 SCs 和 CSCs 的自我更新、分化和耐药性。被细胞吸收的维生素 A 被氧化成视网膜，视网膜又被 ALDH1 氧化成 RA。RA 与 RARα 和 RXRs 结合，诱导下游靶基因转录。RA 可与 RXRs 和 ERα 的二聚体结合，诱导 c-MYC 和细胞周期蛋白 D1 的表达。此外，ALDH1 和 ALDH2 可降低 ROS 和活性醛的水平，从而促进肿瘤生长并启动 CSCs 的癌变。SC：干细胞；CSC：肿瘤干细胞；RA：视黄酸；RAR：视黄酸受体；RXR：视黄酸 X 受体；ER：雌激素受体；ROS：活性氧簇；family：家族；CYP2E1：细胞色素 P4502E1；c-MYC：癌基因；CyclinD1：细胞周期素 D1；DNA addicts：脱氧核糖核酸加合物。

图 5.1　ALDH1 在肝脏正常干细胞和肿瘤干细胞中的调节及功能

6.1　乙醛脱氧酶 1 在视黄酸信号通路中的作用

RA 信号在肝脏正常干细胞和肿瘤干细胞中具有重要作用[92]。在维生素 A 信号传递中，维生素 A 脱氢酶将细胞吸收的维生素 A 氧化成视网膜[93]，然后，在 ALDH1 家族成员，如 ALDH1A1、ALDH1A2 和 ALDH1A3 的催化下，视网膜被氧化成 RA。代谢产物 RA 包括全反式 RA、9- 顺式 RA 和 13- 顺式 RA。RA 通过激活视黄酸受体（RARs）和视黄酸 X 受体（RXRs）进入细胞核，诱导下游基因的转录。最后，ALDH1 的增加不仅有助于 RA 的合成，还有助于细胞对细胞毒性药物的保护。

ALDH1 已被报道通过促进 RA 的代谢来调节乳腺癌中的肿瘤干细胞[94]。RA 与 RARs 和 RXRs 结合，激活与分化细胞周期停滞和形态变异相关的基因表达[95]。增加 RAR 和 RXR 水平，为 RA 信号创造了一个正反馈循环。维生素 A 信号通路中全反式和 9- 顺式 RA 氧化形成 RA 与干细胞和肿瘤干细胞的功能密切相关[96]。

6.2　乙醛脱氧酶 1 在乙醛代谢中的作用

乙醇脱氢酶、过氧化氢酶和细胞色素 P4502E1 将乙醇代谢为乙醛。乙醛产生 ROS，抑制 DNA 修复和甲基化，形成 DNA 和蛋白质加合物，从而促进癌症发生和肿瘤生长[97-98]。ALDH1A1 和 ALDH2 主要将乙醛代谢为乙酸酯。ALDH 活性维持在低 ROS 水平，并抑制肿瘤干细胞的凋亡[99]。醛代谢和 ROS 水平与肿瘤干细胞的特性和肿瘤的发生密切相关，然而，ALDH 和 ROS 在肝脏正常干细胞和肿瘤干细胞功能中的关系尚不清楚。

6.3　乙醛脱氧酶 1 在肝细胞癌中的作用

经过免疫组织化学评估，ALDH1 的表达是异质性的，在正常肝组织，特别是肝细胞中存在[100]。然而，据报道，使用 Aldefluor 分析评估的 ALDH 显影细胞（包括 ALDH1 亚型）为正常肝组织中肝祖细胞的标志物[101] 及肝细胞癌中肿瘤干细胞的标志物[102]。有趣的是，ALDH 显影细胞归因于 ALDH1 的活性，因此，ALDH1 在免疫组化中的表达被认为与肝细胞癌中 ALDH 显影细胞略有不同[93]。

ALDH1 的表达与肝细胞癌患者的良好预后相关[100, 103]。此外，可能的肿瘤干细胞标志物，如 CD24、CD13、CD90、*EpCAM*、BMI1 和 CD133 在肝细胞癌中没有与表达 ALDH1 的细胞共存。因此，ALDH1 抗体的免疫组织化学显示分化的细胞看起来像成熟的肝细胞，但不是肿瘤干细胞。

综上所述，这些发现提示 ALDH1 的高表达是肝细胞癌分化良好和预后良好的相关因素之一。此外，ALDH1 表达的细胞可能是一种有用的肝细胞癌分化生物学的标志物，而不是肿瘤干细胞的标志物。

6.4　乙醛脱氧酶 1 在胆管细胞癌中的作用

Shuang 等的研究报告[104] 提示 ALDH1 是胆管细胞癌中有价值的肿瘤干细胞标志物。此外，在肝内和肝外胆管细胞癌中，ALDH1 高表达的患者预后都很差。ALDH1 和 CD133 是肝外胆管细胞癌中肿瘤干细胞的另外两个分子标志物[105]。据报道，ALDH1 在鉴定各种癌症中的肿瘤干细胞或肿瘤起始细胞方面发挥了关键作用[106]。在乳腺癌中，ALDH1⁺ 似乎是一种比其他标志物更能鉴定乳腺肿

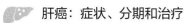
瘤干细胞的标志物。然而，使用单个标记如 ALDH1 来鉴定潜在的肿瘤干细胞是有争议的。但是，ALDH1 已被证明是肿瘤干细胞的一个非常重要的分子标志物。弄清 ALDH1 与 CD133、CD24、CD44 和 *EpCAM* 等肿瘤干细胞标志物之间的相关性，并鉴定具有多种肿瘤干细胞表型的细胞，有改善肿瘤干细胞选择的可能，这方面还有待进一步的研究。

最近，肝细胞癌和胆管细胞癌被证明具有相同的起源。肝祖细胞可以分化为肝细胞和胆管细胞，并产生肝细胞癌和胆管细胞癌[107]。据报道，ALDH1 的表达是肝脏肿瘤干细胞特有的，并且可以可靠地识别具有干细胞样特性的胆管细胞癌细胞。对于其他 ALDH 亚型，只有一项研究描述了 ALDH1A3 可能是肝内胆管细胞癌中预后较差的因素，也是吉西他滨耐药的有效生物标志物。

7. 结果

肿瘤干细胞是肝癌异质性恶性细胞中的关键细胞群，其生物学特性使其成为肿瘤研究的主要靶点，特别是它们为预后提供了可靠的生物标志物，如 ALDH1。与肿瘤干细胞相关的机制和分子的发现为加速开发新的治疗方案，以及改善肝癌患者的治疗结果和提高患者的生活质量提供了巨大的潜力。

致 谢

感谢我们实验室的所有成员和我们的合作者所做的研究工作和有益的讨论。这项工作得到了日本文部科学省的部分资助（#15K11289 和 #26430111）。

参考文献

（冯天航）

第6章

结直肠癌肝转移的肿瘤外科治疗

Irinel Popescu，Sorin Tiberiu Alexandrescu

〈摘〉〈要〉

肿瘤转移是结肠直肠癌患者死亡的主要原因，最常见的转移部位是肝脏。结直肠来源的肝转移肿瘤的治疗应当是多种模式、基于多学科团队的决定。文献系统回顾显示，肝转移肿瘤的数量和最大体积、癌胚抗原水平、高龄及是否存在肝外转移不再是肝切除术的禁忌证。结直肠癌肝转移的切除率从 10% 增加到近 40%，使 5 年总生存率超过 30%。有肝转移的结直肠癌患者同期切除（simultaneous resection，SR）的短期和长期结果与分期切除的结果相似。只要有可能，应采用超声引导下的限量肝切除术，并采用微创方式治疗原发肿瘤。即使是初始无法切除的结直肠癌肝转移，也可以通过积极的多模式方法（"分期"肝切除术、门静脉栓塞/结扎后进行肝切除术、转换化疗后的肝切除术和肝切除联合肿瘤消融）进行切除。当肝外转移病灶可切除时，肝外转移的存在不再是肝切除术的禁忌证。重复肝切除术可提高复发性肝转移肿瘤患者的生存率。

关键词：结直肠癌肝转移，肝切除，生存期，肝再切除，不可切除的肝转移

1. 简介

结直肠癌是世界上成年患者中导致癌症相关死亡的第三位原因[1]。大多数结直肠癌患者死于转移性疾病，只有一小部分死于原发肿瘤的并发症或其他并存病。因此，为了提高结直肠癌患者的预期寿命，必须改进针对转移性结直肠癌的治疗策略。

本章将介绍目前的治疗策略及肿瘤外科治疗结直肠癌肝转移潜在的趋势。

2. 结直肠癌肝转移的治疗

目前，结直肠癌肝转移的治疗是多模式的，包括肝切除术、消融治疗、化疗、靶向治疗和放射介入治疗（放射栓塞、化疗栓塞和门静脉栓塞）。

最近的研究显示，完全切除结直肠癌肝转移可以获得最高的生存率。一个纳入全球 313 个中心、超过 25 000 例接受结直肠癌肝转移治疗患者的国际数据库显示：肝切除术获得的 5 年总生存率为 42%，而消融治疗获得的 5 年总生存率为 26%（$P < 0.001$），然而，通过非手术治疗获得的 5 年总生存率仅为 6%（$P < 0.001$）[3]。

2.1 治疗前评估

治疗前评估的主要目的包括：①确认肝转移肿瘤的存在；②评估肝外转移肿瘤情况；③评估肝转移肿瘤的可切除性。

2.1.1 肝转移肿瘤的确认

在所有诊断为结直肠癌的患者中，在诊断其原发肿瘤时，就应当确定是否存在转移性疾病。术前发现的肝转移，以及在针对原发肿瘤手术中发现的肝转移（即使它们没有通过术前评估发现）可以被认为是同时性转移。然而，没有同时性转移的患者在接受结直肠原发肿瘤切除后也应当定期随访，因为高达 50% 的患者会出现来源于结直肠的肝转移[4]，这些转移被认为是异时性结直肠癌肝转移。

诊断结直肠癌转移的评估需要基于胸部、腹部和骨盆的 CT。有时当 CT 不能排除肝转移的存在时，MRI 可能是有用的，因为其特异度高于 CT。

2.1.2 肝外转移的评估

当怀疑有肝外转移时，应进行 PET/CT 检查，以便进行正确的治疗前评估。此外，在过去的几年中，美国国立综合癌症网络（National Comprehensive Cancer Network，NCCN）和欧洲肿瘤内科学会指南建议对可切除的结直肠癌肝转移患者常规进行 PET/CT，以评估疾病的扩散范围[5]。

当患者出现提示有脑转移的症状或体征时，应进行头部 CT；同样，当怀疑有骨转移时，必须进行骨显像检查。

2.1.3 肝转移肿瘤的可切除性评估

在过去的 20 年中，结直肠癌肝转移可切除性的适应证已经发生了变化。在 20 世纪 90 年代早期，以下情况被认为是肝转移肿瘤切除的禁忌证：①存在超过 4 个转移病灶；②肝转移病灶最大直径超过 5 cm；③有肝外转移；④高龄患者（通常超过 70 岁）。在过去的几年中，来自不同学者的或大或小的队列研究中纳入了超出这些标准的肝切除术患者，基于这些研究结果，这些禁忌证一个接一个地受到了挑战。

目前，结直肠癌肝转移患者接受治疗性肝切除手术的最大数据库——LiverMetSurvey，是一个纳入 70 个国家、313 个中心的国际注册数据库[3]。该数据库的管理者在 2015 年 12 月发布的报告中，提出了肝切除术对不同组别患者的有效性的重要观察结果。

（1）尽管多达 3 个结直肠癌肝转移患者的生存率具有统计学意义，4 个以上甚至在超过 7 个结直肠癌肝转移的患者中，经过治疗性肝切除术的 5 年总生存率达到 26%[3]。这些结果提示，结直肠癌肝转移的数量不代表是肝切除术的禁忌证。

（2）关于结直肠癌肝转移的大小，虽然肝转移肿瘤小于 3 cm 的组别生存率最高，但大于 5 cm 的结直肠癌肝转移患者 5 年生存率也高于 35%[3]。

（3）在同时有肝转移和肝外转移的患者中，接受治疗性肝转移肿瘤切除和肝外转移肿瘤切除手术者的 5 年生存率为 22%。明显低于仅有肝转移的患者（5 年生存率为 44%）。然而，转移性结直肠癌患者 22% 的 5 年生存率明显要高于姑息性治疗 6% 的 5 年生存率（基于同一数据库）。因此，当全部转移肿瘤负荷可以被切除时，伴随的肝外转移不再被认为是手术禁忌证。

（4）由于大多数国家的预期寿命显著增加，越来越多临床状态良好的老年患者被诊断为结直肠癌肝转移。LiverMetSurvey 数据库的结果显示，在 70 岁以上的结直肠癌肝转移患者中，5 年生存率为 38%[3]，因此，即使是老年患者，肝切除术也是值得的手术。如果患者一般状况良好，年龄不应被视为肝切除术的禁忌证。

现在几乎所有传统的肝切除术禁忌证都不再适用，结直肠癌肝转移可切除性的定义应该建立在技术发展和临床实践的基础上，同时要考虑到肝切除术可能带来的问题。

目前，可切除性的技术标准应达到以下几点的预期[6]：①施行切缘阴性的完全切除（R0）；②保留至少两个相邻的肝段，并有足够的血液流入、流出和胆道引流；③保留足够的剩余肝体积（future liver remnant，FLR）[正常肝患者至少保留功能性肝体积（functional liver volume，FLV）的 20% ~ 30%，接受化疗的患者至少保留 FLV 的 30% ~ 35%]。

此外，对于 FLR 处于临界值和（或）有基础肝病的患者，应评估 FLR 的有效功能（常用于门静脉栓塞 – 肝内门脉支栓塞后肝脏再生反应情况评估）[6]。

基于这些标准，结直肠癌肝转移肝切除术的适应证在过去的 20 年里有所扩大，增加了结直肠癌肝转移患者的可切除率。因此，目前我们认为，在新诊断的结直肠癌肝转移患者中，有近 25% 转移瘤最初是可切除的，而有 75% 最初是不可切除的。

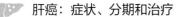

关于切除结直肠癌肝转移的可能性，欧洲肿瘤内科学会将肝转移患者分为 4 组[7]。

0 组：主要是技术上可达到 R0 的肝转移，无"生物学"上相对禁忌证（例如，新辅助治疗期间疾病进展等）。

1 组：有潜在可切除性的转移性疾病。

2 组：播散性转移疾病，技术上不可能 / 不太可能切除。

3 组：不可切除的转移性疾病。

2.2　初始可切除的结直肠癌肝转移（0 组）

关于结直肠癌肝转移的肿瘤外科治疗，同时性结直肠癌肝转移的患者和异时性结直肠癌肝转移的患者之间存在一些差异。采取不同的策略时应考虑到在同时性结直肠癌肝转移患者身上同时存在原发肿瘤和肝转移瘤，以及原发肿瘤和肝转移瘤都须切除。

2.2.1　同时性结直肠癌肝转移

针对同时性结直肠癌肝转移患者的第一种方法包括两个阶段：第一阶段，切除原发肿瘤；第二阶段，通常是在 2 ~ 3 个月后切除肝转移瘤。这种策略被称为延迟肝切除术（delayed liver resection，DR），理论上有一些优点，如下所示。

由于肝脏外科和麻醉学的进展，在 20 世纪 90 年代末，一些中心开始在选定的患者中同时切除原发肿瘤和肝转移瘤。SR 提倡者假设的优点包括避免两个手术开展两次全身麻醉，从而减少患者的痛苦；避免可能出现在 DR 期间肿瘤进展为不可切除的情况；具有成本效益[8-10]。

然而，DR 方法的支持者主张分期手术这一策略，基于两个理论假设：①DR 避免了两次切除手术的叠加效应，从而降低术后并发症和死亡率，提高手术的安全性；②可以在两次手术之间的观察期内评估肿瘤的生物学行为，从而允许患者选择更合适的治疗方案，改善肿瘤预后[11-12]。

2.2.1.1　手术的安全性

尽管 SR 在推出后的前几年被谨慎对待，然而报告结果显示，过去 20 年在结肠肿瘤和需要小范围肝切除术的肝转移瘤患者中，SR 患者与接受观察的 DR 患者的发病率和死亡率类似[13-16]。

然而，如果原发肿瘤并发穿孔或梗阻，由于患者的临床状况较差，建议避免 SR。这种情况被认为是施行 DR 的常见原因。

在直肠肿瘤和（或）需要大范围肝切除的患者中，SR 仍然是有争议的，因为一些研究者报告，在这种情况下 SR 后的发病率和死亡率显著高于 DR[16]。因此，一个关于结直肠癌肝转移治疗的会议共识建议在此类患者中实施 SR 时要谨慎，并推荐分期手术治疗（DR 或肝优先手术）[17]。

肝优先手术是一种新的手术策略，包括首先切除肝转移瘤，随后切除原发肿瘤[18]。这种方法被推荐用于临界可切除的结直肠癌肝转移患者（图 6.1，见文后彩插）和（或）直肠癌患者。与传统的 DR 相比，这种新方法的优点为当结直肠癌肝转移在诊断时被判定为临界可切除时，如果计划进行 DR，在原发肿瘤切除后有转移瘤进展的主要风险，使转移瘤无法切除并错过潜在的治愈性切除机会。这种情况可以通过一开始就切除结直肠癌肝转移避免。但是在这种情况下他们会发现转移瘤的完全切除通常需要进行大范围肝切除（图 6.2，见文后彩插），而建议避免进行 SR 以降低术后发病率和死亡率。因为发生原发肿瘤并发症的风险较低，所以原发肿瘤的切除通常可以推迟几周。

此外，如果原发肿瘤累及直肠，为了降低局部复发的风险，建议术前进行放疗。由于放疗期间患者不接受奥沙利铂或伊立替康治疗，从放疗开始到直肠肿瘤切除手术的间隔时间通常超过 3 个月，结直肠癌肝转移进展为不可切除的风险很高。因此，一开始就进行结直肠癌肝转移的手术避免了其进展为不可切除的情况，并给予了原发肿瘤最佳的治疗，为这些患者提供最高的生存机会（图 6.3，见文后彩插）。

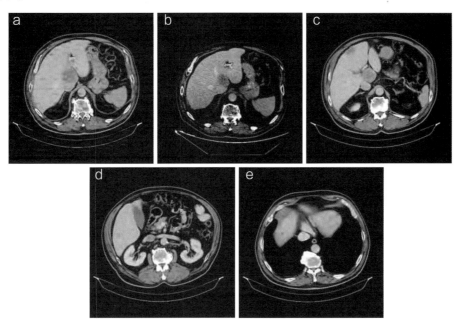

a.3 段、1 段（尾状叶）肝转移瘤；b.尾状叶转移肿瘤毗邻下腔静脉，包裹肝中静脉；c.4 段转移瘤；d.6 段转移瘤；
e.8 段转移瘤。

图 6.1　73 岁患者腹部 CT，中段直肠腺癌，同时多发肝转移 [5]（见文后彩插）

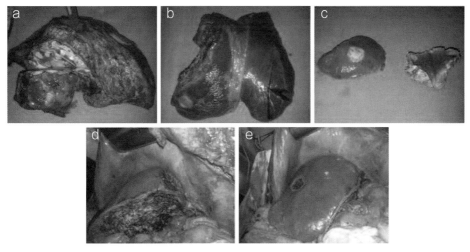

a. 左肝及 1 段标本，可见 1 段转移瘤伴肝中静脉包裹；b.3 段和 4 段转移瘤标本；c.切除的 6 段和 8 段结直肠癌
肝转移标本；d、e. 完全切除结直肠癌肝转移后残肝的术中图像。

图 6.2　肝优先手术（左肝切除术扩大至 1 段、6 段和 8 段转移瘤切除，见文后彩插）

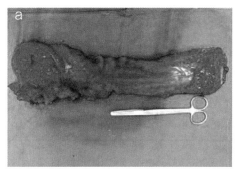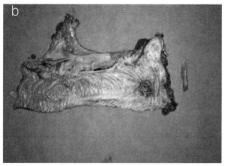

a. 低位直肠切除术合并全肠系膜切除术标本；b. 同一标本切开后（切除缘至少 2 cm）。

图 6.3　短期放疗后行低位直肠切除术标本（患者首次肝切除后接受放疗，见文后彩插）

2.2.1.2　肿瘤的结果

关于"观察期"所提供的假设优势，迄今为止发表的系列文章大部分显示 SR 获得的总生存率与分期切除相似[8, 13, 19]。因此，"通过 DR 选择更合适的治疗方案"的推测优势似乎没有获得实践结果的支持，这可能是大多数患者在两次手术之间接受了化疗的原因。在现代化疗的情况下，患者的无进展生存率超过了 6 个月[20]，因此，化疗弱化了两次手术之间"测试时间"所提供的信息。

此外，最近一项基于纳入 LiverMetSurvey 数据库患者的回顾性研究结果显示，在同时性结直肠癌肝转移患者中，术前化疗并没有改善总生存期[21]。

总之，目前大多数学者推荐以下方法：① SR 在无并发症的结肠肿瘤患者和需要小范围肝切除术的同时性结直肠癌肝转移患者中施行；②对于原发肿瘤有梗阻或穿孔的同时性结直肠癌肝转移患者采取 DR；③对于临界可切除的结直肠癌肝转移（需要大范围肝切除术）和（或）直肠癌患者，采用肝脏优先手术。

2.2.2　异时性结直肠癌肝转移

对于初始可切除的异时性结直肠癌肝转移患者，可以推荐进行手术的先期治疗。

术前化疗可能有效，特别是对具有较高复发危险度评分（CRS）的患者。复发危险度评分的计算方法是将以下每个因素赋 1 分：多个结直肠癌肝转移；转移肿瘤直径大于 5 cm；癌胚抗原水平高于 200 U/mL；原发肿瘤淋巴结阳性（病理）；无瘤间隔小于 12 个月[22]。最近的一项研究显示，新辅助化疗显著提高了高复发危险度评分（CRS 3 ~ 5 分）患者的生存率，而在低复发危险度评分（CRS 0 ~ 2 分）患者中，新辅助化疗可能无获益[23]。

然而，目前普遍推荐术后（辅助）化疗，无论转移瘤出现的时间是同时性还是异时性，认为手术切除后化疗几乎是强制性的。术后化疗的目标是同时延长无瘤生存期和提高生存率[5]。

2.3　潜在可切除的结直肠癌肝转移（1组）

在这一组中，包括那些在诊断时不能完全切除结直肠癌肝转移，但可通过采用多种肿瘤手术策略治疗后进行切除的患者。因此，这一组的治疗目标应该是使其转化为可切除性。

以下策略将能够使结直肠癌肝转移由初始不可切除转化为可切除。

2.3.1　门静脉栓塞或结扎后的肝切除术

完整切除结直肠癌肝转移时至少需要切除两个相邻肝段，但因为 FLR 体积不够，术后发生肝衰竭的风险很高，而通过门静脉结扎（portal vein ligation，PVL）或门静脉栓塞术（portal venous embolization，PVE）可能扩大 FLR 体积[24-26]。

这种策略尤其适用于结直肠癌肝转移局限于右半肝和 4 段的患者。在这种情况下，2 段和 3 段的体积通常低于 FLV 的 25% ~ 30%。结扎或栓塞门静脉右支可诱导 2 段和 3 段 FLR 增大，从而确保在术后 2 ~ 8 周内 FLR 的体积大于 FLV 的 25% ~ 30%[24, 27]。同样的治疗方法也适用于结直肠癌肝转移局限于右半肝而左半肝太小的患者（2 ~ 4 段的体积小于 FLV 的 25% ~ 30%）。

门静脉右支闭塞会导致右半肝萎缩和左半肝代偿性增大[28]。FLR 增大的比例通常在 20% ~ 50%，2 段和 3 段（或左半肝）的体积往往能超过 25% ~ 30% 的 FLV[24, 27, 29-30]。因此，在接受 PVE/PVL 的患者中，可以安全地进行肝右三叶切除术或右半肝切除术，获得超过 30% 的 5 年总生存率[24, 27, 30-31]。

FLR 和 FLV 的评估通常基于软件辅助的图像后处理程序，该程序提供的体积测量需要考虑到特定患者的实际解剖结构（通过 CT 确定），其中 FLV= 全肝脏体积 – 肿瘤体积。FLR 代表在计划的治疗性肝切除术后剩余的肝脏体积。

不幸的是，近 1/3 的患者不能实现转移瘤的完全切除。原因在于 FLR 增大不足，或在 PVL/PVE 与计划肝切除术的间隔期出现新发转移瘤[24, 27, 32]。

为了克服门静脉阻塞的这些缺点，最近推出了一项新的策略，旨在提高这类患者的可切除率。

2.3.2　联合肝脏分割和门静脉结扎二步肝切除术

联合肝脏分割和门静脉结扎二步肝切除术（associating liver partition and portal vein ligation for staged hepatectomy，ALPPS）包括在同一手术过程中，门静脉右支结扎与肝实质的劈离相结合。据观察，这种策略可以使 FLR 增长得更快、更大[33-35]。术后 7 ~ 10 天，FLR 体积增大的百分比在 40% ~ 80%[33, 35]，这种新术式可以在 90% ~ 100% 的患者中进行 R0[36-37]。

此外，有研究证实，在那些 PVE 后未能达到足够 FLR 的患者中，ALPPS 的表现是有效的，可以诱导 FLR 增加，从而允许随后的 R0[37-38]。

相较于 PVL/PVE，ALPPS 诱导产生的 FLR 要快 11 倍[34]。这种新策略可以在更短的时间内（第一步手术后 7 ~ 14 天）完全切除肿瘤，从而提供了额外的优势，如①降低两次手术间隔期疾病进展的风险[36, 39]；②患者恢复更快速，减少住院时间[36]；③相较于 PVL/PVE 患者，辅助化疗可以更早开始[36]。

ALPPS 的缺点是术后严重并发症发生率高（27% ~ 41%）、死亡率高（8% ~ 12.5%）[34-35, 37, 40-41]。为了降低并发症发生率和死亡率，一些研究者建议避免对 60 岁以上的患者采用 ALPPS，并在第一步手术中不要结扎右肝胆管[34, 40-42]。其他与不良结局相关的因素包括肥胖、第一步手术后的胆瘘和第

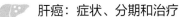

二步手术后的感染／胆汁性腹水^[37]。

然而，严格的患者筛选和精细的手术技术可以克服这些缺点。对大多数计划采用该方法的患者来说，可以完全切除原来不可切除的结直肠癌肝转移。

2.3.3　两期肝切除术

该策略主要推荐用于双侧半肝出现多个结直肠癌肝转移，由于残肝体积太小而无法避免单次手术切除后肝衰竭的患者^[28, 43-44]。通过两次肝切除术，可以达到完全切除结直肠癌肝转移的目的。在第一次手术时，切除 FLR 中的肝转移肿瘤（通常为左半肝或 2 ~ 3 段），尽可能保留剩余的有功能肝脏。接下来，第二次手术的目的是完全切除结直肠癌肝转移，常通过右半肝切除术或肝右二叶切除术实现^[28, 43-44]。

由于在第一次手术中已经进行了肝脏切除术，FLR 的体积通常不足，因此 PVL 可以在第一阶段进行。如果在第一次手术中未进行 PVL，而在第二次手术前进行的 CT 评估显示 FLR 体积不足，则可以在第二次手术前进行 PVE。门静脉闭塞实现的 FLR 增大可使第二次手术安全进行，避免术后肝衰竭的风险。

在迄今报道的系列研究中，该方法达到的切除率在 60% ~ 80%，3 年生存率高于 35%^[28, 43-45]。

2.3.4　减瘤化疗后的肝切除术

这种肿瘤手术方法通常用于少数转移肿瘤体积非常大的患者，他们的初始手术切除不能保留足够的剩余肝实质体积^[28, 46-47]。治疗的目的是使肿瘤萎缩，使其切除成为可能。

对于有切除可能的此类结直肠癌肝转移患者（第 1 组），建议开始强化化疗方案。通常包括 3 种化疗药物（5-FU、奥沙利铂和伊立替康，FOLFOXIRI）和单克隆抗体^[5]。对于 RAS 野生型肿瘤患者，建议使用抗表皮生长因子受体单克隆抗体（西妥昔单抗或帕尼单抗）；而对于 RAS 突变型肿瘤患者，建议使用抗血管内皮生长因子药物（贝伐单抗）。

在治疗开始后，应每两个月通过 CT 或 MRI 对患者的治疗反应进行一次评估。一旦转移瘤可切除，患者应立即进行手术。超过这个时间点继续非手术肿瘤治疗可能使患者处于以下 3 种危险的情况。

（1）在肿瘤治疗产生最初反应之后，转移瘤可能会再生长，从而关闭肝切除术的"机会之窗"。因此，无效的继续化疗可使患者错过治愈性肝切除术的机会^[28]。

（2）由于奥沙利铂和伊立替康存在肝毒性，长期化疗（通常超过 6 个周期）导致肝功能受损的风险很高^[48-50]。奥沙利铂可诱发血管病变，导致所谓的"蓝肝"出现；而伊立替康可诱导脂肪性肝炎（非酒精性脂肪性肝炎），产生所谓的"黄肝"^[48-50]。当对这类患者进行肝切除时，并发症发生率和死亡率显著增加，特别是在要进行大范围肝切除时^[51-53]。因此，为了避免术后较高的并发症发生率和死亡率，对于接受减瘤化疗的患者，必须在评估转移瘤可切除后立即进行肝切除。此外，来自 LiverMetSurvey 数据库的数据显示，化疗周期越长或化疗线数越高，肝切除术后的生存率就越低^[3]。

（3）如果化疗时间过长，一些肝转移肿瘤可能在 CT 或 MRI 上无法识别。不幸的是，这种临床放射学上的完全缓解不等同于病理学上的完全缓解。在超过 80% 的病例中，有活性的肿瘤细胞仍然存在于原来的肝转移灶中（尽管其未在影像学或术中发现）^[54]。这些病变被称为"消失的转移瘤"，其初始部位应被切除，以避免复发。然而，实现这一目标比较困难，特别是当转移肿瘤最初位于肝实质深处时。由于术中未能被识别而无法切除的转移瘤被称为"丢失的转移瘤"。在这种情况下，建议对患者进行密切随访，以便尽快确定结直肠癌肝转移的"再次出现"并对其进行切除。在患有"丢失的转移瘤"的患者中，采用经动脉化疗似乎也可以降低复发率[55]。

通过使用 5-FU 和奥沙利铂，Paul Brousse 研究组报告了可切除的转化率为 13%[49, 56]，而最近的一系列报告中，使用强化化疗方案联合靶向治疗甚至有更高的转化率（高达 28%）[57]。

初始不可切除的结直肠癌肝转移患者接受化疗减瘤治疗后，再施行完全性切除，其无瘤生存期和生存率在统计学上显著低于达到 R0 的初始可切除结直肠癌肝转移患者[28, 56]。然而，化疗后达到可切除的患者的 5 年生存率（高于 25%）高于仅接受姑息性肿瘤治疗的患者（6%）[3, 56]，具有统计学意义。这些结果证明了通过转化化疗使初始不可切除的结直肠癌肝转移转化为可切除所做出的努力[28]。

此外，通过联合化疗与抗表皮生长因子受体药物（西妥昔单抗或帕尼单抗）导致的早期肿瘤萎缩（根据 RECIST 标准，治疗 8 周后结直肠癌肝转移体积减小超过 20%）与更高的转化可切除率相关[58-59]。同时，无论是接受肝切除术的结直肠癌肝转移患者还是不可切除性的患者，早期肿瘤萎缩都是良好预后的有力预测因子[59-60]。在有早期肿瘤萎缩并接受根治性肝切除术的患者中，5 年生存率具有统计学意义，高于具有可切除性但没有早期肿瘤萎缩的患者[59]。

2.3.5　肝切除术联合消融治疗

该策略的目的是完全清除肝转移瘤，特别推荐用于不能完全切除的左右肝多个结直肠癌肝转移患者。

消融治疗包括 RFA、微波消融和冷冻手术。使用最广泛的消融治疗是 RFA。大多数研究显示，小于 3 cm 的结直肠癌肝转移 RFA 后的局部复发率与肝切除术相似[61]。因此，在左右肝多个结直肠癌肝转移患者中，可以手术切除较大的转移瘤以减少肿瘤负荷（通常是大范围肝切除：右半肝切除或肝右三叶切除术）并对剩余肝脏的小转移肿瘤进行 RFA 治疗。

这种方法对多发性结直肠癌肝转移患者也特别有用。如果其中一个结直肠癌肝转移位置不佳（例如靠近肝静脉根部或门静脉分叉），通常切除这种位置不佳的转移瘤需要切除大量正常的肝实质，将增加术后肝衰竭的风险。对这种转移肿瘤进行 RFA 可以避免大范围的肝切除，保留大量非肿瘤性肝实质而不影响肿瘤预后。在这种情况下，所有的肝转移瘤都可以切除，而位置不佳的肿瘤可以通过 RFA 进行治疗。

这种切除联合 RFA 策略（combined ablation and resection，CARe）最近获得了广泛的接受，因为目前的研究[62]显示 CARe 达到的长期效果（5 年生存率高达 37%）类似于其他实现初始不可切除结直肠癌肝转移转化为可切除的方法。因此，该方法的无瘤生存期和生存率与左右肝多个结直肠癌肝转移情况下实施的"两期"肝切除术相似[63]。此外，据报道，CARe 术后的并发症发生率和死亡率往往低于"两期"肝切除术[63]。

然而，如果拟消融的转移瘤直径大于 3 cm 或肿瘤没有被完全消融，则不能获得这些良好的长期效果。

2.4　播散性肿瘤，技术上"不能"/不太可能切除（2组）

在这组患者中，治疗是姑息性的[5]。显然，肿瘤学医师应该开始介入治疗过程。根据欧洲肿瘤内科学会指南，一线治疗的首选是细胞毒性化疗药物（两种）与靶向药物联合使用[5]。对于有症状的 RAS 野生型肿瘤患者，FOLFOX/FOLFIRI 与抗表皮生长因子受体药物（西妥昔单抗或帕尼单抗）的联合使用似乎是首选的治疗方法。而在其他患者中，建议细胞毒性化疗药物（两种）与贝伐珠单抗联合使用。

当影像学重新评估显示结直肠癌肝转移对一线治疗有良好反应时，应依据多学科团队的决定重新考虑治疗方案。

因此，如果肝转移肿瘤可以切除时，患者应转为手术治疗。即使结直肠癌肝转移不能被切除，寡转移的患者也可以从消融治疗中获益。在这种情况下，转移瘤的消融可以由介入放射科医师经皮进行。虽然无病生存率低于肝切除术，但该方法可以争取到在疾病进展前的一段化疗时间[5]。

对于不符合手术或消融条件的患者，应考虑初始联合治疗的降级[5]，以延长症状控制良好的无进展间期，最终获得更高的总生存率。

2.5　不可切除的转移性肿瘤（3组）

这一组包括有大量转移瘤负荷（通常是肝和肝外转移）的患者，这种转移瘤不能用上述任何方法切除。

治疗的目标应该是尽可能长时间地防止肿瘤进展，并以最小的治疗负担延长生命[5]，而不是最大限度地缩小肿瘤，因为从一开始就排除了转化为可切除性的可能。这些目标可以通过以下两种方法中的任何一种实现：①细胞毒性双药化疗（FOLFOX 或 FOLFIRI）通常与单克隆抗体联合，在进展时转换成另一种双药方案；②升级策略，从经常与贝伐珠单抗联合使用的氟嘧啶药物开始，然后在进展时转换成使用与靶向药物相关的细胞毒性双药[5]。

目前，介入肿瘤学技术如选择性内放射治疗（selective internal radiation therapy，SIRT）、药物洗脱珠伊立替康化疗栓塞（drug-eluting beads lrinotecan，DEBIRI）等通常用于二线或三线治疗，但其疗效仍在评估中。

一项荟萃分析显示，当 DEBIRI 用于二线或三线治疗（既往一线全身化疗后疾病进展）时[64]，比标准肿瘤治疗方案获得了更高的无进展生存率和更好的生活质量。此外，一项随机对照试验比较了 FOLFOX 联合贝伐珠单抗与 FOLFOX、DEBIRI 联合贝伐珠单抗在初始不可切除的结直肠癌肝转移患者中一线治疗的效果。据观察，与 FOLFOX 联合贝伐珠单抗相比，FOLFOX、DEBIRI 联合贝伐珠单抗具有更高的应答率、更高的切除率和显著更高的无进展生存率[65]。

因此，在未来的研究中，这些方法可能会在初始不可切除的结直肠癌肝转移患者的治疗中扮演更突出的角色。

2.6　结直肠癌肝转移手术中的技术问题

在过去的 10 年中，经典范式诸如应该达到的最小切缘、针对肝转移瘤和原发肿瘤适当的切除方式、手术入路等受到了外科学、麻醉学和临床肿瘤学最新进展的挑战。

2.6.1　切除边缘

关于切除边缘宽度的经典范式，要求最小切缘必须为 10 mm，以避免局部复发。后来的研究发现，如果转移肿瘤位于靠近应保留的胆管和血管结构处，即使更窄的切缘也可以被接受。Tanaka 等报道了结直肠癌肝转移切缘为 2 ~ 4 mm 的患者局部复发率为 2.8%，而当切缘大于 4 mm 时无局部复发[66]。因此，目前只要能达到阴性切缘（R0），建议切除结直肠癌肝转移[6]。

此外，最近的论文显示，患者初始时接受 R1 切除（结直肠癌肝转移位于需保留的肝脏重要血管结构时）和随后的现代术后化疗，其总生存率与那些接受 R0 的患者相似（$P > 0.05$）[67-68]。

2.6.2　肝脏切除的类型

在 20 世纪 90 年代末，人们认为解剖性肝切除比非解剖性肝切除具有更好的长期结果，因为非解剖性切除时切缘阳性率更高[69]。后来大多数学者发现，无论肝切除的类型如何，只要能够完全切除肝转移瘤，生存率都相似[22, 70]。

此外，解剖性肝切除的一个相当大的缺点是与切除较多的非肿瘤肝实质体积有关，特别是在进行大范围肝切除时，这一问题对短期和长期的结果都有负面影响。例如，一项大型回顾性研究显示，切除的肝段数量和失血量是术后并发症发生率和死亡率的唯一预测因素[71]。笔者的结论是，减少切除肝段数量和减少失血量是围手术期死亡率降低的主要原因[71]。此外，因为结直肠癌肝转移初始完全切除后的复发率高达 66%[72-73]，而复发患者须通过肝切除才能达到最高生存率[74 - 76]。很明显，应该始终执行保留更多肝实质的肝切除术，为后续的肝切除增加可能性。

因此，只要有可能，大范围的肝切除术应改为尽量保留肝实质的肝切除术，以降低围手术期的并发症发生率和死亡率，并为复发性结直肠癌肝转移患者提供再次行肝切除术的机会，从而延长其生存期。鉴于这些原因，目前大多数学者建议对结直肠癌肝转移患者进行超声引导下的限量肝切除，而不是大范围的解剖性肝切除[72, 77-78]。

2.6.3　手术入路

目前，腹腔镜结直肠癌切除术的并发症发生率、死亡率和生存率与开腹结直肠癌切除术相似[79]。此外，腹腔镜手术可减少失血量，确保更短的术后恢复时间和更短的住院时间[80]。因此，对于同时性结直肠癌肝转移患者，建议行腹腔镜手术切除原发肿瘤、开腹切除肝转移瘤，或同期手术（同时切除），或分期手术（DR 或肝优先切除）。腹腔镜结直肠切除术联合开腹肝切除术对于左侧结肠或直肠肿瘤及转移瘤位于右半肝的患者尤其有用[80]。

随着过去几年的技术进步，直肠肿瘤已经更频繁地通过机器人手术完成，其并发症发生率、死亡率和生存率与腹腔镜或开放手术相似[81]。由于在机器人手术过程中，骨盆的解剖结构能够更好地

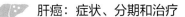

可视化，我们建议在直肠癌和同步性结直肠癌肝转移患者中，通过机器人手术切除直肠原发肿瘤，开放手术切除肝转移瘤[82]。

腹腔镜技术的进展也允许通过腹腔镜进行肝切除术。一项荟萃分析显示，腹腔镜肝切除术比开放肝切除术能减少失血量，缩短住院时间[83]。此外，一项回顾性研究报道，腹腔镜肝切除术后患者的并发症发生率低于开放肝切除术[84]。上述两篇论文均显示，因恶性肿瘤而行腹腔镜肝切除术的患者，完全切除率与开放肝切除术的患者相似[83-84]。至于长期结果，腹腔镜下恶性肝肿瘤切除术的生存率与开放手术相似[85-88]。基于这些结果，近期在经验丰富的中心，腹腔镜手术更多用于结直肠癌肝转移，即使在计划同时切除原发肿瘤和肝转移瘤的患者中也是如此[82, 89-90]。

2.7 复发的结直肠癌肝转移

几乎 2/3 接受结直肠癌肝转移完全切除的患者会发生复发转移，其中大多数发生在首次切除手术后的前 3 年[72-73]。同样的方法也适用于复发性结直肠癌肝转移的治疗，通过重复肝切除术可获得最高的生存率[74-76, 91-93]。在过去的几年中，越来越多的患者接受了 3 次、4 次，甚至更多次的肝切除手术。有数据表明重复肝切除次数越多，患者的生存率越高[3, 75, 93]。因此，重复肝切除术是最重要的治疗方式之一，有助于显著延长结直肠癌肝转移患者的总生存期。

在技术层面，重复肝切除术具有一些可能会增加术中和术后并发症风险的不同特点：①由于在既往的肝切除术中，大多数患者中出现肝周粘连，所以增加了内脏（胃、十二指肠、结肠）或血管（门静脉、下腔静脉）损伤的风险；②由于前一次肝切除术后肝再生的过程和先前化疗引起的肝毒性，肝实质更加脆弱，因此，重复肝切除术时的失血量可能高于第一次肝切除术，增加术后并发症的风险；③由于部分功能性肝实质已被切除，既往化疗可能诱发脂肪性肝炎或肝内血管损伤，重复肝切除术后肝衰竭的风险要高于第一次手术，为了避免这种潜在的致命术后并发症，建议在首次肝切除术和随后的肝切除术中尽量保留肝实质。

然而最近的研究显示，再次肝切除术后的发病率和死亡率高于第一次手术，无统计学意义[91]。

2.8 结直肠癌肝和肝外转移患者的手术

尽管出现肝外转移被认为是结直肠癌肝转移肝切除的主要禁忌证，但过去 10 年的数据显示：当整个转移瘤负荷都可以去除时，即使存在肝外转移，肝切除术也可能是获益的[94-95]。然而，术前[^{18}F]-FDG-PET 检查是强制性的，以全面评估转移性肿瘤的情况。

显然，合并肝外转移的患者生存率低于那些仅有肝转移的结直肠癌患者，但合并肝外转移的患者 5 年总生存率高达 22%，似乎证明了做到转移瘤完全切除的努力是值得的[59]。

全部转移瘤负荷的切除可以在一次手术中完成（肝切除术联合腹腔内转移肿瘤的切除，如肝门淋巴结转移、卵巢转移、腹膜转移、肾上腺转移等），或通过分期手术完成（例如，首先切除肝转移瘤，然后切除肺转移瘤）。

对于出现肝和腹膜转移的患者，进行肝切除的同时，应提供与肿瘤细胞减灭术（cytoreductive surgery，CRS）相关的热腹腔化疗（hyperthermic intraperitoneal chemotherapy，HIPEC），以达到最高的生存率[96-97]。

有利的预后因素是最多 5 个肝转移、肝外转移仅局限于肺、原发肿瘤位于左结肠、癌胚抗原水平低于 10 ng/mL[98]。

致 谢

本研究由 EEA–JRP–RO–NO–2013–1–0363 资助。合同编号 4SEE/30.06.2014。

参考文献

（邹海波）

第 7 章

剩余肝体积的评估及优化

Mandivavarira Maundura，Jonathan B Koea

⟨摘⟩⟨要⟩

安全实施肝切除术是治疗原发性和继发性肝脏恶性肿瘤的关键点。随着时代的发展及改善患者剩余肝体积技术的进步，肝切除术的适应证也在不断扩大。本章叙述了当前及未来评估 FLR 和功能的方法，以求最大限度降低肝切除术后发生肝衰竭（post-hepatectomy liver failure，PHLF）的风险。本章同时讨论了现有及正在探索的扩大 FLR 的方法。其中，PVE 自 20 世纪 90 年代初次应用以来，已成为目前应用最广泛的增加 FLR 的方法。本章将对影响门静脉栓塞后肝叶肥大的因素及 PVE 技术进行叙述。此外，扩大 FLR 的方法还包括 PVL 和新兴的 ALPPS。本章还进一步讨论了限制 FLR 中肿瘤进展的方法，并尝试将 ALPPS 等新技术整合到当前的诊疗方案中。

关键词：剩余肝体积，门静脉栓塞，肥大，肝功能检测，可切除性

1. 简介

安全实施肝切除术是治疗原发性和继发性肝脏恶性肿瘤的关键一步，而能否实施肝大部分切除术取决于患者 FLR 能否维持正常肝功能。先前存在的肝脏疾病和（或）化疗可能会影响 FLR 的质量，从而限制了肝脏可切除体积。现今有多种方法评估 FLR 的大小和功能，以避免肝切除术后肝衰竭的

发生。当考虑进行肝大部分切除时，可以使用其他技术来增加 FLR。

肝切除术最常见的适应证是治疗结直肠癌肝转移。随着技术的进步，结直肠癌肝转移灶的手术切除标准也逐渐完善（表 7.1）。最初认为，可手术切除的结直肠癌肝转移灶包括病灶体积小、1 ~ 3 个局限于单叶的转移灶且肉眼可见手术切缘距离肿瘤大于 1 cm、无肝外转移证据等特点[1]。近年来的观点认为，如能保留足够 FLR 的同时达到足够的肉眼切缘距离[2]，肝内多发转移灶或双侧肝叶转移灶并非手术禁忌证，且局限性的肝外转移灶也非手术绝对禁忌证[2]。然而，肝转移灶对化疗的反应是影响患者无病生存率的重要预后因素[3]，因此，现今大部分患者会在术前接受新辅助治疗。这些因素和更为积极的手术指征增加了接受潜在治愈的患者数量，但同时也强调了准确评估 FLR 及其功能的重要性。

本章主要论述现今可用于评估术前 FLR 和功能的方法，并叙述用于改善 FLR 的技术，包括术前 PVE 及 ALPPS。

表 7.1　肝转移瘤的手术切除适应证

指标	既往手术指征	当前手术指征
肿瘤数目	<4 个	任何
累及肝叶	单侧叶	双侧叶
肿瘤大小	<5 cm	任何
肝外病灶	无	可治疗的肝外病灶
残肝功能	充分	充分或可改善
淋巴结转移	无肝蒂淋巴结转移	无腹腔淋巴结转移
肝转移发现时间	异时性	异时性或同时性
静脉侵犯	无下腔静脉或肝静脉侵犯	静脉切除或重建

注：本表改编自 Sherman 和 Mahvi[2]。

2. 术前肝功能评估

为了手术能成功实施，无论肝切除的指征是原发性肝脏恶性肿瘤还是继发性肝脏恶性肿瘤，患者必须能够耐受手术带来的生理和心理挑战，并且 FLR 必须能维持正常肝功能。术前应对患者进行全面的病史和体格检查以确定有无其他并发症及其严重程度[4]。术前评估还应包括肝功能检查、凝血功能、血常规、相关肿瘤标志物和影像学检查[4]。所有影像和临床资料都应经多学科会议讨论，并及早获得肝病学、介入放射学和肿瘤学等多个学科的意见。

2.1 肝功能评估

2.1.1 肝功能检测

肝脏功能的评估过程复杂，主要依赖于检测替代标志物。初步临床评估包括评估有无明显的肝病体征，如黄疸、蜘蛛痣和肝掌等。此外，应进行一系列初步的肝功能检验，包括测量血浆胆红素、转氨酶、γ-谷氨酰转移酶、碱性磷酸酶及白蛋白和凝血酶原时间[5]。现已使用这些检验参数开发了两种常用的评分系统来评估肝功能和相关的手术风险。

2.1.2 评分系统

Child-Pugh 评分和 MELD 是在肝硬化患者手术决策中使用最广泛的分级评分（表 7.2、表 7.3）。

表 7.2　Child-Pugh 评分

指标	1分	2分	3分
胆红素（μmol/L）	<34	34~50	>50
白蛋白（g/L）	>35	28~35	<28
INR	<1.7	1.7~2.2	>2.2
腹水	无	利尿剂可控制	顽固性腹水
肝性脑病	无	Ⅰ~Ⅱ级（药物可控制）	Ⅲ~Ⅳ级（顽固性）

资料来源：本表修改自 Hanje 和 Patel[10]。

注：A级：5~6分；B级：7~9分；C级：10~15分；INR：国际标准化比值。

表 7.3　MELD 评分

MELD = 3.78 × ln [血清胆红素（mg/dL ）] + 11.2 × ln（INR）+ 9.57 × ln [血清肌酐（mg/dL ）] + 6.43
得分可预测肝癌肝切除术后肝衰竭的发生，评分 >11 分预示预后较差。肌酐最大值为 4.0 mg/dL，最近一周内透析两次的患者，其肌酐被认定为最大值

资料来源：本表源自 Hanje、Patel[10] 和 Cha[39]。

Child-Pugh 评分已经在临床上应用了几十年，评分基于患者的白蛋白、胆红素、凝血功能、腹水严重程度和肝性脑病评级[6]。根据评分将患者分为 A 级、B 级和 C 级三个等级。Child-Pugh 分级与围手术期死亡风险及出血、感染、腹水、肾衰竭和肝衰竭等术后并发症的风险相对应[6]（图 7.1，见文后彩插）。

MELD 评分最初被用于预测经颈静脉肝内门体分流术后的死亡率，此后被推广应用至肝移植患者的分级及预测围手术期死亡率[6]。

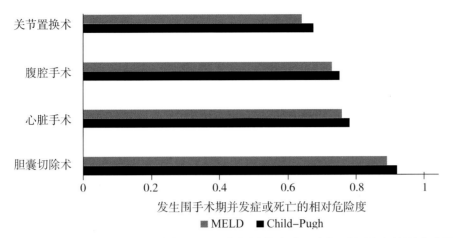

图 7.1　Child-Pugh 和 MELD 评分的增加对围手术期并发症或死亡相对危险度的影响（见文后彩插）

（资料来源：本图源自 Hanje 和 Patel[10]）

2.2　肝功能的动态检测

肝功能动态检测原理基于静脉内给药后药物经肝脏完全清除或底物代谢，包括吲哚菁绿（indocyanine green，ICG）清除试验及核医学检查。

2.2.1　吲哚菁绿清除试验

ICG 清除试验是术前评估肝储备功能使用最广泛的方法之一。在过去，ICG 检测需要静脉注射 ICG 后每隔 15 min 采集多个血样以确定血浆清除率，但随着无创床边监测器的使用，该试验变得更为简便[7]。ICG 是一种水溶性的惰性三碳菁染料，肝脏对其摄取率高于 70%，几乎完全以原形由肝脏排出[7]。ICG 清除试验结果常表示为 15 min 后 ICG 滞留率（ICG-R15），其结果也可报告为 ICG 血浆消失率（plasma disappearance rate，PDR）或清除率[8]（图 7.2，见文后彩插）。ICG-R15 的安全阈值为 14% ~ 20%[8]。

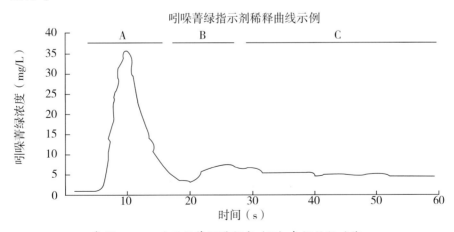

常用 15 min 时吲哚菁绿滞留率（%）来评估肝功能。

图 7.2　由连续采血法或光脉冲分光光度法获得的吲哚菁绿血浆清除曲线（见文后彩插）

（资料来源：图修改自 Cha 等[39]）

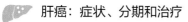

2.2.2　核医学检查

闪烁显像通过利用各种放射性标记探针，可定量检测总体或者局部肝段的肝功能。

2.2.2.1　^{99m}Tc–Mebrofenin 显像

Mebrofenin 是亚氨基二乙酸类似物，能被肝细胞特异性摄取 [8–9]。它以与胆红素类似的方式被肝细胞吸收并在胆汁中消除而无须生物转化 [8–9]。通过闪烁显像技术和计算出的胆汁排泄率，肝细胞摄取锝标记的 Mebrofenin 摄取率可被定量检测。

2.2.2.2　^{99m}Tc–GSA 去唾液酸糖蛋白受体显像

^{99m}Tc–DTPA– 半乳糖人血清白蛋白（DTPA 为二乙基三胺五乙酸）能与肝血窦表面的无唾液酸糖蛋白受体结合 [8]。^{99m}Tc–GSA 是一种只在肝脏中被摄取的无唾液酸糖蛋白类似物 [8]。该药的摄取不受高胆红素血症影响，因此仍可用于胆汁淤积患者的肝功能评估 [8]。闪烁显像能检测肝脏摄取从而测定肝脏功能，并且滞留在肝脏中的 ^{99m}Tc–GSA 可以用于进一步评估肝脏体积。然而，该药在日本以外的地区并不常使用。

2.2.3　^{13}C– 美沙西汀呼气试验

^{13}C– 美沙西汀呼气试验检测原理是基于细胞色素 P4501A2（CYP1A2）酶系的活性 [8]。该酶系分布于整个肝脏，不受药物或遗传变异的影响 [8]。^{13}C– 美沙西汀被 CYP1A2 代谢为对乙酰氨基酚和 $^{13}CO_2$ [10]。因此，通过测定 ^{13}C– 美沙西汀给药前后呼气中 $^{13}CO_2/^{12}CO_2$ 的比值可以反映 CYP1A2 酶系的活性。试验结果单位以 μg/（kg·h）表示并评估了全肝功能。如果与 CT 相结合，^{13}C– 美沙西汀呼气试验可用于评估肝脏不同区域的功能，但这仅适用于假定肝内功能均匀一致的情况，而实际上不同肝段之间肝功能可能有所不同 [8]。

3. 肝体积的影像学测定

多种横断面成像方法可用于肝脏成像，包括超声、CT 和 MRI。通过这些成像方法获得的资料可用于评估 FLR，或确定有无肝肿瘤和肿瘤位置及是否存在慢性肝病。

3.1　超声

腹部超声应用广泛、无创且成本低。然而，它的准确度与操作者熟练度有关。此外，其准确度可能会受到不同体质、肠梗阻或腹水及化疗后可能出现的弥漫性肝病和脂肪变性的影响 [11]。对于结直肠癌肝转移患者，超声发现病灶的敏感度为 60.9% ~ 64.9%，特异度为 50% ~ 60%，而当使用对比剂时，特异度为 76.7% ~ 83.3% [11]，超声造影发现病灶敏感度可达 80% ~ 90%，使其可用于引导经皮病灶活体组织检查。然而，腹部超声在评估肝体积时，仍会受到患者个体化差异和操作者专业水平差异的限制 [12]。超声也常在术中使用，其可在高达 25% 的患者中发现无法手术切除的隐匿性肝转移，但目前在评估 FLR 方面尚无应用 [13]。

3.2　CT

CT 检查使用广泛且相对廉价。它不仅能检测到病灶，还能准确地检测病灶的位置及其与血管和胆道的关系[11]。然而 CT 检查也有辐射暴露和碘造影剂过敏的风险[11]。CT 检查对单个病灶的敏感度高达 75%，但检出率随着病灶的减小而降低，对直径小于 10 mm 的病灶的检出率为 16%[11]。CT 检查三维成像使得临床医师能在术前评估患者肝内血管解剖结构和更精确地规划手术切除范围[14]。CT 检查也可通过直接量化扫描获得的影像资料估计 FLR 的体积。临床上可利用 CT 测量 FLR 体积，进而标准化为估计全肝体积（total estimated liver volume，TELV）[15]。

TELV（cm^3）= −794.41 + 1267.28 × 体表面积（m^2）

CT 测量的 FLR 体积与 TELV 的比率称为标准化 FLR（standardized FLR，sFLR），其可以在门脉栓塞前后对 FLR 体积进行统一比较[15]。临床上更常用的是利用 CT 直接测量肝总体积和 FLR 体积并进行比较（图 7.3，见文后彩插）。

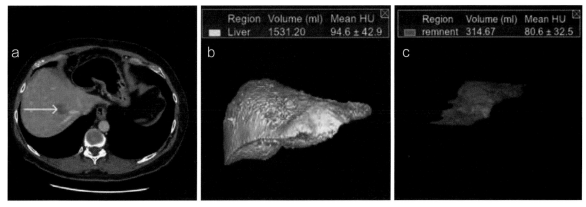

a. 横断面 CT 平扫示肝 8 段有一低密度影符合结直肠癌转移灶（箭头），先天性小肝左叶；b. 门静脉右支栓塞术后 6 周的三维重建影像及肝总体积（1531.20 mL）；c. 门静脉右支栓塞术后 6 周的三维重建影像及 FLR（314.67 mL），左侧残肝体积占肝总体积的 20.5%，患者行肝右叶切除术。Region：层面；Volume：体积；Liver：肝脏；Mean HU：平均 CT 值，HU 是单位；remnent：残留。

图 7.3　CT 检查评估肝脏体积示例（见文后彩插）

3.3　MRI

MRI 是检测结直肠癌肝转移及许多其他恶性肿瘤最准确的方法。MRI 检查无电离辐射，可使用含钆造影剂或肝细胞特异性造影剂（如钆塞酸）[11]。总体而言，MRI 增强扫描对结直肠癌肝转移灶的敏感度为 94%，在小病灶和脂肪肝病灶的检测上优于 CT[11]。MRI 不常用于临床评估肝体积。

3.4 正电子发射计算机断层扫描

[^{18}F]–^{18}FDG-PET 能提供体内组织代谢信息，其与 CT 结合能提供对癌症具有高度特异性的葡萄糖摄取代谢图[16]。PET-CT 对肝脏病灶的检测灵敏度低于 CT 或 MRI，但特异度更高，而且能确定是否存在肝外病灶[16]。PET-CT 目前还未被用于评估肝体积。

4. 联合影像和动态肝功能检测

如前所述，现有的影像学检查和肝功能检测方法在评估 FLR 的功能方面存在许多缺点。肝脏体积与肝功能情况并非线性相关，许多研究团队正尝试通过结合多种方法提高预测 FLR 及其功能的能力（表 7.4）。

表 7.4　联合多种检测技术评估 FLR

研究团队	技　　术	结　　果
Chapelle 等[25]	^{99m}Tc-Mebrofenin/FLRV	预测肝切除术后肝功能情况（eFLRF）。当 eFLRF 不超过 2.3%/（min·m^2）时可防止 PHLF 相关的死亡发生
Hwang 等[40]	FRL-kICG2（由 ICG 和 CT 容量分析得出）	定量预测发生 PHLF 的风险
De Graaf 等[41]	^{99m}Tc-Mebrofenin/SPECT	预测的 FLR 与实际 FLR 无差异

注：PHLF：肝切除术后肝衰竭；FRL-kICG2：FLR 的 ICG 清除率常数（ICG-K）与肝总体积的比值；FLRV：剩余残肝体积。

5. 确定适宜的 FLR

当 FLR 小于肝总体积的 20% 时是发生肝功能不全的最强预测因子，因此其被认为是健康肝脏所能接受的最小 FLR[17]。一般认为，接受化疗超过 12 周的患者，其 FLR 应大于肝总体积的 30%，而肝纤维化或肝硬化患者的 FLR 应大于肝总体积的 40% ~ 50%[17]。然而须强调的是，与其他大手术一样，肝硬化患者即使在 FLR 足够的情况下，术后发生伤口裂开、感染、腹水和水肿的风险仍较高。

术前化疗可能导致肝损伤或增加术后并发症的风险，故对接受过化疗的患者需增加其 FLR[18]。接受伊立替康治疗的患者，其脂肪性肝炎发生率高达 20.2%，而未接受化疗的患者为 4.4%[19]。奥沙利铂治疗与肝窦损伤有关，可导致静脉闭塞性疾病和结节性再生性增生[19]。有肝窦阻塞综合征证据的患者接受肝切除术后并发症发生率更高，围手术期输血风险更高[19]。然而，大多数研究表明（表 7.5），如果维持化疗至观察到疗效并在条件允许的情况下尽早施行手术，新辅助治疗引起的肝损伤似乎不会导致明显的临床后果[20]。

表 7.5　化疗对肝肥大的影响

作者	干预措施	例数	比较组别	FLR 影响
Goéré 等[42]	PVE	20	≥ 1 个月时间间隔 vs. 无时间间隔	无
Ribero 等[43]	PVE	112	化疗 vs. 无化疗	无
Gruenberger 等[44]	肝切除术	52		无
Covey 等[45]	PVE	100	化疗 vs. 无化疗	无
Aussilhou 等[46]	PVE	40	化疗 + 贝伐珠单抗 vs. 化疗	FLR 受损 / 无
Tanaka 等[47]	PVE/ 肝切除术	60	化疗 vs. 无化疗	无
Sturesson 等[48]	PVE	26	化疗 vs. 无化疗	FLR 受损
Sturesson 等[49]	肝切除术	74	化疗 vs. 无化疗	FLR 受损
Beal 等[50]	肝切除术	72	化疗 vs. 无化疗 >6 周期 vs. ≤ 6 周期	无
Dello 等[51]	肝切除术	72	化疗 vs. 无化疗 >6 周期 vs. ≤ 6 周期	无
Fischer 等[52]	PVE	64	化疗 vs. 无化疗	无

资料来源：本表源自 Simoneau 等[27]。

6. 增加剩余肝体积的方法

随着外科技术和放射影像学的进步，大范围的肝脏切除术已成为可能，而术后肝功能的维持仍是挑战。目前已经探索出许多增加 FLR 的方法，其中包括 PVE、PVL 和 ALPPS。如果普通患者的 FLR 不超过 20%，化疗相关脂肪性肝炎患者的 FLR 不超过 30%，肝硬化患者 FLR 不超过 40% ~ 50%，则建议采用下述可行的方法增加 FLR[21]。

6.1　门静脉栓塞术

PVE 通过阻塞肿瘤侧门静脉，使得无瘤侧肝肥大及增生，从而增加了 FLR，改善了 FLR 的功能[22]。因无瘤侧正常的肝脏再生能力强，PVE 可使得约 60% 的患者 FLR 增加，平均体积可增加 12%[17]。PVE 的疗效不一，而术前 FLR 的大小可以预测其术后肥大的程度[23]。有研究证据表明，PVE 前 FLR 的大小与术后 FLR 肥大程度成反比，FLR 越小，术后肥大程度越大[24]。存在栓塞侧门静脉癌栓或闭塞及严重门静脉高压症的患者禁用 PVE[22]。

PVE 可以在全身麻醉或局部麻醉下进行，栓塞入路可以是对侧入路或同侧入路[24]。该手术通常用于阻塞门静脉右支并引起左叶肥厚。当使用对侧入路法时，先穿刺门静脉左支，再进入门静脉右支进行栓塞[24]。对侧入路技术要求较低，但有可能对 FLR 造成潜在损伤[24]。如拟行扩大右半肝切除术时，可以考虑栓塞门静脉至Ⅳ a 和Ⅳ b 段的分支。此时在行 PVE 时，可以留一小段（1 cm）未栓塞的门静脉右支，以便在扩大的右半肝行切除术时进行结扎[25]。

现已有多种药物运用于 PVE，且能诱导产生足够的肝肥大，同时并发症发生率在可接受范围内

（表7.6）。PVE术后FLR的肥大程度也受肝脏本身健康情况的影响。非肝硬化的FLR术后在两周时增长速率为12 ~ 21 cm³/d，而肝硬化的FLR增长速率仅为9 cm³/d[22]，增长速率可用于预测肝衰竭和其他严重并发症的发生率[23]（图7.4）。

表7.6　不同栓塞剂对肝肥大的影响

栓塞剂	作者	病例数	FLR 增加比例（%）
吸收性明胶海绵	Fuji 等[53]	30	17.8
	Kusaka 等[54]	18	21.2
	Kazikawa 等[55]	14	23.8
	Nanashima 等[56]	30	29.4
聚乙烯醇 + 弹簧圈或栓子	Covey 等[44]	100	24.3
	Van den Esschert 等[57]	10	26.1
	Libicher 等[58]	10	26.4
氰基丙烯酸正丁酯	De Baere 等[59]	107	57.8
	Giraudo 等[60]	146	41.7
	Elias 等[61]	68	59.1
	Broering 等[62]	17	69.4
纤维蛋白胶	Nagino 等[63]	105	27.4
	Liem 等[64]	15	31.4

资料来源：表修改自 Loffroy 等[24]。

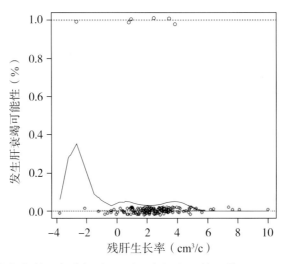

图7.4　使用FLR增长率的非参数回归分析来预测肝衰竭出现的可能，PVE后较低或负的残肝生长率与较高的术后肝衰竭发生率相关

（资料来源：图源于 Leung 等[23]）

虽然PVE可引起对侧肝叶肥大而被运用于临床，但它也与肿瘤进展有关。肝脏的生长受许多生

长因子和细胞因子的调节，现已知这些因子的上调与多种肿瘤通路有关[26]。其他被认为有助于肿瘤进展的因素包括栓塞侧肝动脉的血流代偿性增加和细胞宿主反应[26]，目前还没有限制这些生长因子和细胞因子影响肿瘤进展的明确方法。然而，如果在施行 PVE 或 PVL 前 FLR 中的病灶已被切除或者消融，则可以采用二期肝切除术或消融术治疗肿瘤[14]。

PVE 后二期行确定性切除手术的时间尚无共识。然而，大多数研究表明，在 PVE 后 4 ~ 6 周行影像学检查（通常为 CT），如达到足够的 FLR 容量即可进行肝切除。Simoneau 等的研究表明 PVE 后每增加 1 天，肿瘤进展的风险则增加 1%[27]。其他研究表明，早期手术，例如 PVE 后两周即行手术治疗可能会降低肿瘤进展的风险[26]。

6.2 门静脉结扎

PVL 是在肝切除术中同时进行的，通常是在分阶段肝切除术中切除或消融 FLR 的小肿瘤时对门静脉右支进行结扎。Pandanaboyana 等的荟萃分析研究发现，PVE 和 PVL 能使 FLR 平均体积分别增加 39% 和 27%，但两者无统计学差异[28]。Pandanaboyana 等认为该现象可以解释为后期门静脉侧支的形成并不会使肝肥大，肝肥大是在门静脉闭塞后早期诱发的[28]。

6.3 联合肝脏分割和门静脉结扎二步肝切除术

ALPPS 于 2007 年首次施行，结果表明 ALPPS 可产生显著的肝肥大，增加了大肿瘤患者的可切除性[29]。此手术是在对肝门部胆管细胞癌的治疗探索中施行的，术中进行左侧肝管空肠吻合术以减轻 FLR 的胆汁淤积，沿镰状韧带切开肝脏，结扎门静脉右支[29]。首次手术 8 天后行 CT 显示 FLR 增加 94%，并在次日成功切除肿瘤侧肝脏[29]。治疗右肝大肿瘤的经典 ALPPS 手术步骤包括结扎门静脉右支、结扎和离断肝Ⅳ段门静脉分支及沿镰状韧带离断左右半肝[29]。此时也可切除或消融在 FLR 内的任何肿瘤结节。

联合肝脏止血带压迫和门静脉结扎的分阶段肝切除术（associating liver tourniquet and portal ligation for staged hepatectomy，ALTPS）是 ALPPS 的改良术式，其在术中不直接离断肝实质及结扎门静脉，而是通过使用止血带和射频或微波消融达到中断门静脉血流和横断肝实质的效果，但术中消融也可结合 PVL 一起运用[29]。为了降低初次手术后并发症的发生率，有研究还提出了部分 ALPPS，即在手术过程中不完全离断肝实质[29]。

与传统的二期肝切除术相比，ALPPS 的优势在于增加了 FLR，从而提高了此前认为无法切除的肿瘤的切除机会，且两次手术之间的时间间隔短，肿瘤进展的可能性小[30]。

2012 年，国际 ALPPS 注册中心成立并系统地从施行该手术的多个中心收集数据，并于 2014 年发布了第一份研究报告[31]。该研究纳入了 202 例患者，其中 70% 诊断为结直肠癌肝转移，报告的 90 天死亡率为 9%[31]（表 7.7）。术后发生严重并发症的独立危险因素包括患者年龄大于 60 岁、结直肠癌肝转移以外的肿瘤及复杂肝切除术的两项指标 [第一阶段 ALPPS 手术时间大于 5 小时和（或）术

中需要输血][31]。

表 7.7 中的数据表明 ALPPS 是一项生理要求较高的术式，并且缺乏远期疗效数据。Buac 等最近对国际 ALPPS 注册中心 66% 的外科医师进行了一项调查，并指出不同医师在手术指征和手术方式的处理上存在显著差异 [32]。目前 PVE 被广泛使用，而 ALPPS 的应用仍在探索中。Schadde 等研究比较了 PVE/PVL 和 ALPPS 两种术式（表 7.8）。

表 7.7 不同研究中 ALPPS 术后结果的总结

作者	病例数	同期结直肠切除人数（人）	FLR 增加比例（%）	平均住院时间（天）	并发症发生率（%）	死亡率（%）	随访时间（天）	无病生存率（%）	总生存率（%）
Schnidbauer 等 [65]	25	0	74	未报告	68	12	60 ~ 776	80	86
Alvarez 等 [66]	15	3	78.4	19	53	0	18 ~ 140	73	100
Li 等 [67]	9	未报告	87.2	未报告	100	22	未报告	未报告	未报告
Dokmak 和 Belghiti [68]	8	未报告	70	42	90	未报告	未报告	未报告	未报告
Machado 等 [69]	8	未报告	88	未报告	未报告	0	未报告	未报告	未报告
Donati 等 [70]	8	未报告	66 ~ 200	未报告	未报告	未报告	未报告	未报告	未报告
Adriani 等 [71]	2	未报告	未报告	未报告	未报告	0	912 ~ 1460	0	100
Govil [72]	1	未报告	未报告	未报告	未报告	未报告	未报告	未报告	未报告
Oldhafer 等 [73]	1	0	未报告	未报告	未报告	0	未报告	未报告	未报告
Conrad 等 [74]	1	未报告	45	未报告	0	0	未报告	未报告	未报告
Cavaness 等 [75]	1	0	100	13	未报告	0	未报告	未报告	未报告

资料来源：本表源自 Alvarez 等 [76]。

表 7.8 ALPPS 对比 PVE/PVL 的死亡率及结局

单位：%

失败原因	PVE/PVL（83 例）	ALPPS（48 例）
围手术期死亡（90 天）	6	15
肿瘤进展未行第二阶段手术	16	0
R1 切除	5	2
未达主要终点结局	34	17

资料来源：本表修改自 Schadde 等 [31]。

6.4 在血流阻断期间使用术中吲哚菁绿清除试验评估剩余肝体积

在血流阻断期间使用术中 ICG 清除试验评估剩余肝体积（assessment of liver remnant volume using

ICG clearance intraoperatively during vascular exclusion，ALIIVE）是一项新报道的术中技术，其具有一些优势，如在术中协助判断术前无计划行 ALPPS 的患者行 ALPPS 手术，也可使术前计划的 ALPPS 改为单纯的肝切除术[33]。该技术包括在手术期间无创测量 5 个时间节点的 ICG PDR。测量的 5 个时间点分别为诱导麻醉前（ICG 1）、FLR 动员后（ICG 2）、计划切除的肝叶血流阻断时（ICG 3）、肝实质离断后流入血流阻断时（ICG 4）、肝实质离断后流入和流出血流都阻断时（ICG 5）[33]。ALIIVE 的目的是预测患者术中切除患侧肝脏后的肝功能状态。Lau 等发表了他们行 ALIIVE 的初步经验，虽然研究例数太少而不能推断出 ICG PDR 的阈值，但他们认为此前研究已确定的阈值可能适用于该手术[33]。此前研究表明，PDR 大于 9%/min 较安全，而 PDR 小于 7%/min 则出现肝功能不全的风险较高[33]。然而，10 例患者中唯一死亡的患者 ALIIVE ICG 为 7.1%/min[33]。ALIIVE 技术仍待进一步研究完善，但可以确定的是，ALIIVE 使一些患者避免了不必要的 ALPPS，或者让术前无 ALPPS 计划的患者有接受 ALPPS 的机会。

6.5 经动脉栓塞治疗

TACE 的理论依据是肿瘤的血液供应通常来源于肝动脉[34]。当门静脉栓塞后，肝动脉的血流代偿性增加，从而可以保留栓塞侧肝叶的活力[35]。然而，此时 FLR 可能仍未足够肥大，有学者认为此时进一步阻断血液流入静脉栓塞侧肝叶（动脉栓塞）能使得 FLR 进一步肥大[35]。然而，PVE 后再行 TAE 导致的肝血流完全阻断可诱发肝实质梗死，故该技术目前应用较少[35]。相反，TAE 后再行 PVE 治疗 FLR 不足的 HCC 已被证明是安全的[35]。然而，此方法治疗结直肠癌肝转移瘤时常是无效的，因为这些肿瘤通常不由动脉供养[35]。

6.6 放射栓塞治疗

^{90}Y 微球 SIRT 通常用于治疗局部晚期肝肿瘤。行 SIRT 时，需先经动脉置入导管，并经导管注入 ^{90}Y 微球使其停留在肿瘤小动脉处。注入的放射性微球不仅可减少流向肿瘤的血液，而且提供了 ^{90}Y 近距离放射治疗[36]。SIRT 治疗结直肠癌肝转移的有效率为 42%～70%[36]。除了局部控制肿瘤的作用外，单侧的 SIRT 治疗可诱发对侧肝叶肥厚[37]。因此，与 PVE 相比，SIRT 的理论优势在于，如果选择性地给予 SIRT，那么在等待 FLR 增大的过程中可能不会导致肿瘤进展。Teo 等在一项系统综述研究中发现，虽然 SIRT 引起 FLR 的肥大程度与 PVE 相当（26%～47% vs. 10%～46%），但 SIRT 后 FLR 增长的时间远长于 PVE（44 天至 9 个月 vs. 2～8 周），这限制了其临床应用[36]。

6.7 门静脉栓塞联合动脉结扎术

门静脉栓塞联合动脉结扎术（associating portal embolization and artery ligation，APEAL）结合了 PVE 和动脉结扎术[38]。手术的第一阶段与 ALPPS 手术一样，对 FLR 进行手术动员。术中栓塞门静脉右支后结扎分离[38]。随后行右肝段动脉的结扎（肝 V / Ⅷ段或Ⅵ / Ⅶ段的动脉），Ⅳ b 段的血供也被阻断[38]。第一阶段手术未横断肝实质。第二阶段的肝脏切除术在第一阶段手术后 12 个月进行。Dupre 等研究发表了 10 例因结直肠癌双叶肝脏转移而需要行两期扩大右半肝切除术的病例[38]。所有纳入研究的患者都具有低 FLR 和（或）长期术前化疗的特点，而行 APEAL 可使患者术后 7 天 FLR 增大 100%[38]。这些患者术后未出现与肝坏死相关的并发症，同时该手术避免了肝实质横断，可降低胆漏和感染的风险。两次手术间隔时间为 1 ~ 2 个月，可使得第一阶段手术后患者有足够的恢复时间，并可确定肿瘤进展迅速的患者。研究的初步结果表明，APEAL 的并发症发生率和死亡率与 ALPPS 和 PVE 相当，但仍需要更多的远期结果和进一步的研究验证[38]。

7. 结论

随着影像学评估疾病程度和测量 FLR 技术的发展，肝切除的适应证在不断扩大。这些进展使手术团队能够精确计算围手术期风险并确定肿瘤的可切除性，精度可达毫米级别。使用生化标志物与影像相结合的方法可以进一步提高手术的安全性，不仅可评估 FLR 大小，还可评估 FLR 功能。诸如 ALPPS、ALIIVE 等手术技术及 PVE/PVL、SIRT 等辅助技术的发展增加了患者肿瘤的可切除性。同时，肿瘤学的进步及围手术期护理的改善在其中扮演了重要角色。随着影像和功能评估技术的改进，患者的治疗方案也将不断发展（图 7.5）。

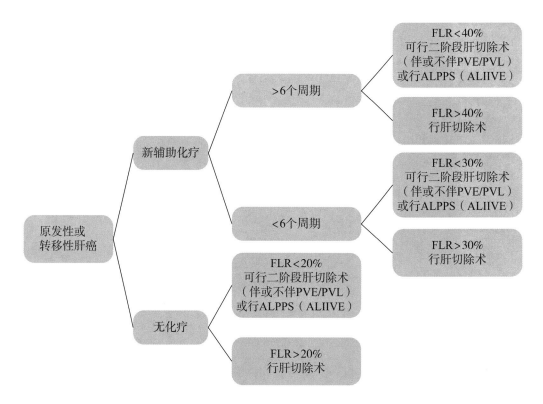

图 7.5　未来肝癌治疗方案示例：在行第一阶段肝切除术或 ALPPS 时，可使用 ALIIVE 技术来确定能否一期切除

参考文献

（胡安斌）

第 8 章

肠道微生物群、非酒精性脂肪性肝炎和肝细胞癌：肠道微生物群失调在肝癌发生中的潜在作用

Giovanni Brandi，Stefania De Lorenzo，
Marco Candela，Francesco Tovoli

〈摘〉〈要〉

HCC 占原发性肝癌的绝大多数。5% ~ 30% 的 HCC 患者没有显而易见的癌症危险因素，这其中大多数病例源于非酒精性脂肪性肝病或非酒精性脂肪性肝炎。

新近证据表明，肠道微生物群在慢性肝病（如非酒精性脂肪性肝病或非酒精性脂肪性肝炎）的发病机制中起到一定作用，在肠道微生物群失调的病例中更是如此。肠道微生物主要通过膳食化合物产生大量生物活性分子，建立一个高强度的微生物群 – 宿主跨基因组代谢体系，对机体生理和病理状况产生重大影响。肠道微生物群的紊乱可能导致细菌或其产物移位至肝脏，其中内毒素会引发肝脏炎症和肝细胞损伤，进而在 HCC 的发展中起到关键作用。接踵而至的肝损伤和肝细胞坏死可促进包含肝祖细胞在内的次级增殖途径激活。肝祖细胞可能是一种促进肝癌发生的具有双向潜能的细胞。

本章的目的是总结肠道微生物群在非酒精性脂肪性肝病发病机制和后续发展为 HCC 中潜在作用的现有知识。

关键词：肠道微生物群失调，非酒精性脂肪性肝炎，肝祖细胞，肝细胞癌

1. 简介

非酒精性脂肪性肝病是世界范围内一种常见的慢性肝病，估计成人的全球患病率为 25%，儿童约为 10%[1-2]。非酒精性脂肪性肝病传统上被认为是代谢综合征的肝脏表现，其病理范畴包括从单纯的肝脂肪变性（所谓的"非酒精性脂肪肝"）到更严重的非酒精性脂肪性肝炎，可发展为肝硬化及其相关并发症，包括肝衰竭和 HCC[3-4]。

HCC 占原发性肝癌的绝大多数，是世界上第五位常见癌症和第二位癌症死亡原因[5]。诸多风险因素包括乙型肝炎、丙型肝炎和酒精暴露都已得到证实，但 5% ~ 30% 的 HCC 病例没有显而易见的风险因素。这些 HCC 病例大多源于非酒精性脂肪性肝病，尤其是在西方国家，并与日益盛行的代谢紊乱疾病相吻合。众所周知，糖尿病和肥胖在非酒精性脂肪性肝病的发展和进展中起着关键作用[6-8]。BMI的增加和糖尿病的出现与肝硬化的进展有关，而体重的减轻和血糖的控制则可促进肝纤维化的缓解。潜在的肝脏组织病理损伤严重程度是患者进展为终末期肝病的危险因素。尽管大多数非酒精性脂肪性肝病患者仍无症状，但其中 20% 的患者进展为慢性肝炎，继而可导致肝硬化、门脉高压和 HCC[9-10]。

新近证据表明，肠道微生物群是参与非酒精性脂肪性肝病发展和进展的一个新因素[11-12]。诸多学者发现，非酒精性脂肪性肝病患者存在肠道微生物群失调。在肠道微生物群的构成中，任何变化偏离了健康人中常见的构成，即可称为肠道微生物群失调[13]。肠道微生物主要通过膳食化合物产生大量生物活性分子，建立一个高强度的微生物群 – 宿主跨基因组代谢体系，对机体生理和病理状况产生重大影响[14]。就此而言，了解各种门、属或种的细菌在维系正常（健康）代谢或诱发代谢综合征（肥胖、糖尿病或非酒精性脂肪性肝炎）这一病理变化中的作用，就显得极为重要。

肠道微生物群失调增强了细菌从宿主饮食中获取能量的能力，也增加了肠道通透性，这可能导致细菌内毒素转移到肝脏[15]。这些内源性介质可通过产生促炎细胞因子而引发肝脏炎症并加重肝细胞损伤。最终的结局是肝细胞中脂质积累和肝细胞死亡，造成脂肪变性、炎症，并刺激肝星状细胞产生胶原蛋白，导致肝纤维化和肝硬化[16-17]。

对于肠道微生物群失调与结直肠癌之间的关系，已达成了广泛共识[18-21]。相比之下，微生物群与非酒精性脂肪性肝病，以及除结直肠癌以外癌症的相关性还没有得到充分证实[22-23]。鉴于肝脏和肠道密切相关，微生物群似乎也参与了 HCC 的发病和发展，然而能将之联系起来的确切分子机制尚不清楚（图 8.1，

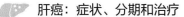

见文后彩插）[24-25]。

肝祖细胞的激活是非酒精性脂肪性肝病中可能促进炎症和肝癌发生的因素之一[26]。慢性炎症和 DNA 损伤剂（ROS）诱导成熟肝细胞的复制性衰老，这种抑制可以激活涉及肝祖细胞的次级增殖途径[26-27]。肝祖细胞的激活还会产生几种促纤维蛋白原因子，如转化生长因子 β（TGF-β）和血小板源性生长因子，它们能激活肝星状细胞并促进胶原蛋白的生成[28]。

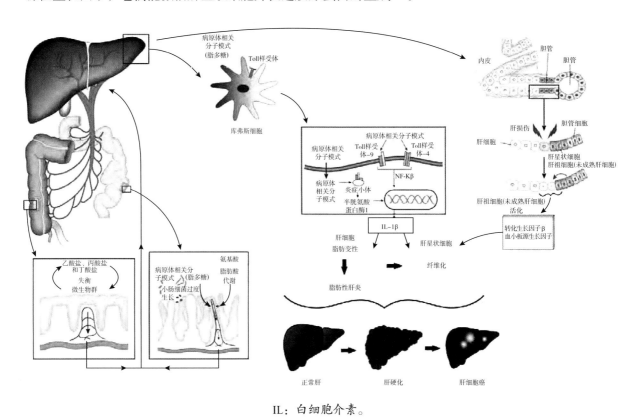

IL：白细胞介素。

图 8.1　肠道微生物群和肝祖细胞在肝脂肪变性到脂肪性肝炎和肝硬化这一肝损伤进程中的作用（见文后彩插）

2. 微生物群 - 宿主对膳食化合物的跨基因代谢

肠道微生物从任何膳食化合物中产生大量生物活性分子，从而建立了高强度的微生物群 - 宿主跨基因代谢，对人体的生理和营养状况产生了巨大影响[29]。特别是肠道微生物群对不可消化的植物多糖的发酵涉及显著的物种间代谢网络，其中初级和次级发酵者协同作用[30]。植物细胞壁多糖（包括半纤维素、果胶和木聚糖）到达结肠，溶解或截留在植物纤维素基质中，后由专门的纤维素分解菌（瘤胃球菌）溶解，该菌从纤维素中产生乙酸盐和丙酸盐。此外，可溶性细胞壁多糖很容易被梭状芽孢杆菌簇Ⅳ和ⅩⅣ a 的丁酸盐产生菌（如普拉梭菌、丁酸弧菌、罗氏菌属和直肠真杆菌）代谢。另一方面，拟杆菌门优先将可溶性淀粉发酵为丙酸盐、乙酸盐和琥珀酸盐[31-32]。这些微生物还能够发酵宿主黏液多糖和植物细胞壁多糖，根据其生物利用度从一个碳源转移到另一个碳源 [33-34]。

多糖的初级发酵者产生短链脂肪酸（短链脂肪酸包括乙酸盐、丙酸盐和丁酸盐）和分子氢（H_2）。反过来，H_2 是肠道微生物群落中次级发酵者的主要能源，其中许多在肠道中竞争 H_2 [35]。事实上，产乙酸菌（如氢营养布劳特菌）、硫酸盐还原菌（如沃氏嗜胆菌）和甲烷菌（史氏甲烷短杆菌）都可以代谢 H_2，从而分别产生不同的终点分子，如乙酸盐、硫化氢和甲烷。最后，一级和二级发酵者产生的乙酸盐可以被梭状芽孢杆菌簇 IV 和 XIV a 的成员代谢为丁酸盐，这一现象在肠道微生物群落成员之间建立了平衡的合成体系 [32]。

肠道微生物群对膳食氨基酸的代谢涉及蛋白水解性梭状芽孢杆菌，例如梭菌群 I 和 XI 的成员 [36-37]、拟杆菌，以及一些肠球菌和肠杆菌 [38]。氨基酸的代谢涉及多种细菌代谢物的产生，也取决于发酵的氨基酸类型 [37]。特别是，除了短链脂肪酸之外，简单脂肪族氨基酸的发酵导致甲胺的产生，而支链氨基酸导致支链脂肪酸的产生。微生物介导的芳香族氨基酸代谢产生多种酚类和吲哚类代谢物 [39]。

源自膳食化合物代谢的微生物代谢物调节着宿主生理功能的某些特征 [29, 40]，特别是，短链脂肪酸在人体生理和稳态中发挥着关键的多因素功能 [41]，例如，乙酸盐、丙酸盐和丁酸盐调节了我们营养状态的数个参数。尽管丁酸盐是宿主结肠细胞的重要能量来源 [40, 42]，但乙酸盐和丙酸盐调节肝脏中的脂质合成 [41] 和肠道糖异生 [43]。此外，通过支持胰岛素分泌，丁酸盐还参与调节宿主能量储存，并通过增强瘦素和肽 YY 的产量调节食欲 [29]。

短链脂肪酸也是免疫功能的战略性调节剂。丁酸盐通过调节肠道中促炎细胞因子介导的调节机制发挥局部作用 [44]，并通过调整调节性 T 细胞的胸腺外形成发挥全身作用 [45]。相反，丙酸盐控制外周调节性 T 细胞的从头形成，并与乙酸盐一起引导其在结肠中归巢。此外，丙酸盐与 2 型辅助性 T 细胞活化受损的树突状细胞的造血增强有关 [45]。

肠道中氨基酸发酵产生的某些微生物代谢物对宿主有抑制作用 [39]，特别是，肠道中芳香族氨基酸经细菌代谢产生的酚类和吲哚类代谢物与免疫激活和糖尿病有关 [39]。类似地，脂肪族氨基酸代谢产生的甲胺与糖尿病、肥胖、非酒精性脂肪性肝病或非酒精性脂肪性肝炎相关 [46]。最后，微生物群中次级发酵者产生的终点代谢物与宿主健康有关。尽管在反馈过程中，由产乙酸菌产生的乙酸盐有助于丁酸盐产生，但硫酸盐还原剂对宿主健康有害，因为它们有促炎倾向 [47]。

由微生物群介导的复合多糖代谢主要介导有益的短链脂肪酸产生，而蛋白质发酵则产生大量有害代谢物。因此，我们可以设想肠道微生物群 – 宿主的交互作用是在植物性饮食的背景下（或偶尔吃肉）逐渐演变而来。事实上，根据上述观察，植物性饮食应介导肠道糖化微生物群大量生产短链脂肪酸，防止细菌蛋白水解发酵过程中有害代谢物的积累 [38]。最后，新近的研究表明，饱和脂肪的摄入与肠道微生物群的促炎性失调直接相关 [48]。摄入大量饱和脂肪会导致胆汁酸分泌增加，刺激肠道中抗胆汁硫酸盐还原菌——沃氏嗜胆菌生长，同时，硫化氢生成增加导致炎症加剧。

除了饮食，还有一些应激源会影响微生物群的平衡，特别是抗生素会改变微生物群。抗生素治疗后，微生物群会表现出不同的平衡状况 [49]。

3. 微生物群与肝脏疾病

在过去 20 年中，评估非酒精性脂肪性肝病、非酒精性脂肪性肝炎和 HCC 三者关系的成果大量增加。从非酒精性脂肪性肝病或非酒精性脂肪性肝炎进展为肝癌是另一个热度不断增长的研究领域[50]。"两次打击"机制被认为是非酒精性脂肪性肝病或非酒精性脂肪性肝炎的发病机制。"第一次打击"是肝脏脂肪变性，它与脂肪中毒引起的线粒体异常密切相关，这些异常会使肝脏对其他促炎性损伤变得敏感；"第二次打击"包括脂质过氧化增强和 ROS 产量增加[51]。最近，一些研究人员提出了一种多重打击的概念，认为持续的肝脏损伤会导致脂肪积累，进而导致炎症和纤维化[52]，特别是有报道称肝－肠相关性与肝脏疾病的发展之间存在联系[53]。

除了各种其他因素造成肝脏直接损伤外，微生物群的改变似乎参与了肝脏损伤的诱导和进展[54]。

使用宏基因组方法，Turnbaugh 等比较了喂低脂饮食和高脂高糖饮食的动物，证实在高脂高糖饮食期间，厚壁菌门类的细菌细胞数量相对增加，而拟杆菌门类的细菌细胞数量减少[55]。从低脂饮食到高脂高糖饮食的转变改变了微生物群的构成，增强了细菌从宿主饮食中获取能量的能力，从而导致肥胖日渐发展[56]。在小鼠模型中，Ley 等观察到了类似的差异，肥胖人群的微生物群中厚壁菌／拟杆菌的比例上升，在限制脂肪饮食的情况下，平衡重新向有利于拟杆菌的方向发展[57]。

因此，在肥胖受试者中，肠道微生物群的构成发生了一些变化，其特征是厚壁菌门的上调和拟杆菌门的下降（导致所谓的"肥胖微生物群"）及肠道细菌丰富度的下降[58-59]。革兰阴性菌引起的小肠细菌过度生长可能促进胰岛素抵抗并诱导胆碱缺乏，这些因素都与非酒精性脂肪性肝病有关[60]。革兰阴性菌可产生细菌内毒素，如脂多糖，肠道微生物群是这些细菌内毒素的主要来源。一般情况下，仅有微量的脂多糖透过肠黏膜，进入门静脉血，在肝脏中清除。脂多糖可引发与肥胖相关的炎症和胰岛素抵抗[16, 61]。

肠道微生物群的定量和定性变化可能通过多种机制导致肠道通透性增加，包括紧密连接的调节，并可能使微生物轻易发生移位，即细菌或其产物（也称为病原体相关分子模式）从肠道迁移至肠系膜淋巴结或其他器官[62-64]。

Wigg 等首次证实，细菌过度生长与非酒精性脂肪性肝病或非酒精性脂肪性肝炎之间存在联系[13]。在另一项研究中，Miele 等[65] 比较了三组人类受试者（非酒精性脂肪性肝病、腹腔疾病和健康对照）的肠道通透性，观察到非酒精性脂肪性肝病组受试者小肠细菌过度生长和肠漏的患病率较高，从而证实了这种通透性增加在肝脂肪沉积发病机制中的作用。

肠－肝轴是细菌及其可能的肝毒性产物（如脂多糖、DNA 或 RNA）轻易到达肝脏的途径。最终效果是激活由特定免疫受体触发的信号传导级联反应，导致促炎细胞因子基因的表达，这可能加剧肝细胞损伤，并有助于 HCC 的后续发展[66-67]。

细菌成分可刺激 Toll 样受体，Toll 样受体是一个高度保守的受体家族，可识别特异性病原体相关分子模式，在 Kupffer 细胞、胆道上皮细胞、肝细胞、肝星状细胞、内皮细胞和树突状细胞上均有表达[68]。Toll 样受体与内毒素的相互作用介导核转录因子的激活，导致多种促炎介质的释放，如肿瘤坏死因子 α，可诱导肝损伤、纤维化和胰岛素抵抗[69-70]。

Miura 及其同事[71]证实，Toll 样受体 9 配体在非酒精性脂肪性肝炎小鼠模型中诱导 Kupffer 细胞产生 IL-1β。IL-1β 进一步造成肝细胞中脂质积累和肝细胞死亡，导致脂肪变性和炎症，并刺激肝星状细胞产生纤维化介质，如胶原蛋白，导致纤维化。这在 Toll 样受体 9 缺陷小鼠（Toll 样受体 9$^{-/-}$）模型中尤为明显，与野生型对应动物相比，其肝脏脂质积累显著减少[71]。此外，Toll 样受体 4 通过诱导促炎细胞因子（肿瘤坏死因子 α、IL-1β）的产生，促进炎症和纤维化的发展，并与 Toll 样受体 9 协同诱导 Kupffer 细胞中的活性 IL-1β 产生[72-73]。

炎症小体是一种细胞质多蛋白复合物，可识别多种炎症诱导刺激并直接激活半胱氨酸蛋白酶 1。激活的半胱氨酸蛋白酶 1 可释放强促炎细胞因子，如 IL-1β 和（或）IL-18，这些细胞因子参与大多数慢性肝病（如非酒精性脂肪性肝病或非酒精性脂肪性肝炎）的发病过程[74-75]。炎症小体中特别值得一提的是 NOD 样受体蛋白 3 炎症小体，因其可被微生物病原体相关分子模式激活（通过与 Toll 样受体相关的两步过程），所以它是参与非酒精性脂肪性肝病进展并促进胰岛素抵抗和 β 细胞死亡的主要炎症小体亚型[11]。Csak 等[76]首次描述了 NOD 样受体蛋白 3 炎症小体激活在非酒精性脂肪性肝炎中的作用，与对照组相比，他们观察到在高脂饮食的小鼠中，基于半胱氨酸蛋白酶 1 活性增加和血清 IL-1β 水平升高，炎症小体出现上调[77]。

新近证据表明，微生物群失调可以通过改变胆汁酸代谢促进非酒精性脂肪性肝病或非酒精性脂肪性肝炎发展。胆汁酸可以通过与 G 蛋白偶联受体 5 和法尼酯 X 受体（farnesoid X receptor，FXR）结合并将其激活调节葡萄糖和脂质代谢，后者是由肝脏 Kupffer 细胞、星状细胞和内皮细胞表达的核激素受体。在 FXR 缺陷小鼠中，研究人员证实了存在葡萄糖不耐受、胰岛素抵抗和游离脂肪酸循环水平升高，这些会导致严重的肝脂肪变性[78-80]。

FXR 调节肝脏炎症和纤维化，对肝癌的发生很重要。Fickert 等[81]证实了 FXR 敲除小鼠（FXR$^{-/-}$）中 FXR 的缺失可缓解肝脏胆道系统的纤维化。FXR$^{-/-}$小鼠在 12 个月龄后形成自发性 HCC[82-83]。肠道 FXR 的选择性激活可恢复胆汁酸肠肝循环，并防止 FXR$^{-/-}$小鼠形成自发性 HCC[84]。

4. 非酒精性脂肪性肝病与肝祖细胞

有证据表明慢性肝病的发展与另一个因素密切相关，这就是肝祖细胞。肝祖细胞是一种具有双向潜能的细胞群，可以分化为肝细胞或胆道上皮细胞，其存在于终末胆管和所谓的"Hering 管"中[85-86]。肝祖细胞是表达未成熟肝细胞和未成熟胆管细胞表型标志物的异质细胞群[26, 87]。

基于肝祖细胞在肝细胞严重坏死后的再生性能，其早已被纳入了相关研究[88]，但新近的研究表明，该细胞群在慢性病毒性肝炎、酒精性肝病和非酒精性脂肪性肝病[89]（西方国家最重要的肝癌致病因）

中也被激活。这些疾病中祖细胞的活化表明，它们可能是致肝癌物的靶细胞群[67, 90]。

在健康肝脏中，坏死和凋亡肝细胞的替换与肝小叶内邻近肝细胞的增殖有关[26]，但这一主要途径经常受到包括实验性毒素、病毒感染、脂肪变性、氧化应激和酒精暴露在内的多种因素干扰而受损。慢性炎症、生长因子和 DNA 损伤剂（如 ROS 和活性氮）的存在诱导肝细胞复制性衰老，这种抑制行为会激活包括肝祖细胞在内的次级增殖途径[91-93]。

在非酒精性脂肪性肝病或非酒精性脂肪性肝炎中观察到，氧化性肝损伤和抑制肝细胞增殖这两者的结合似乎为肝祖细胞的激活提供了强有力的刺激，并在 HCC 的发病机制中起着关键作用。Roskams 等[91]研究了脂肪性肝病的三种小鼠模型（遗传性肥胖 ob/ob 小鼠、由乙醇或甲硫氨酸胆碱缺乏饮食诱导脂肪肝的正常小鼠）和非酒精性脂肪性肝病或酒精性肝病，患有脂肪肝的小鼠显现出比对照组更多的祖细胞，并且线粒体 ROS 的产生在三组中都显著增加，这种增加的氧化应激促进了小鼠和人类成熟肝细胞的复制性衰老和祖细胞的扩增[91]。

祖细胞活化的程度似乎与肝脏疾病的严重程度相关[89, 91]。在近期的一项研究中，Richardson 等发现，与单纯的脂肪变性相比，合并门脉或连接纤维化（疾病阶段 2 ~ 4）的非酒精性脂肪性肝炎，肝细胞的复制停滞更频繁，肝祖细胞数量的扩增更明显[94]。

文献数据表明，炎症浸润通过分泌炎性细胞因子（特别是肿瘤坏死因子 α）参与祖细胞的活化[95-96]。这些细胞因子的表达在肝损伤期间上调，并在肝祖细胞激活中发挥重要作用[97-98]。最终产生一些促纤维蛋白原因子，激活肝星状细胞并促进胶原蛋白产生[28]。

其他信号通路参与了控制肝祖细胞行为的复杂机制。*Must1*、*Must2* 和 *Yap* 基因对肝脏的增生控制和肿瘤发生非常重要[99]。对人类的研究证实，*Mst1* 或 *Mst2* 的调节缺失是 HCC 中常见的畸变，并且这可能是肿瘤中 *Yap* 激活的原因。事实上，约 30% 的 HCC 表现出 *Yap* 磷酸化减少和 *Yap* 过度表达[100-101]。

在人类 HCC 中，28% ~ 50% 的 HCC 表达一种或多种正常成熟肝细胞中不存在的祖细胞标志物[102-103]。在分析 HCC 的癌前病变时，许多学者在 50% 的小细胞异常增生病灶和肝细胞腺瘤中检测到肝祖细胞和中等程度的类细胞[90, 104]。这些发现支持了一种设想，即一些人类 HCC 是由肝祖细胞引起的。此外，表达肝祖细胞标志物的 HCC 比肝祖细胞标志物阴性的 HCC 预后更差。Wu 等观察到表达 CK19 的 HCC 患者的生存期明显更短[105]，Uenishi 等也有类似的发现[106]。在最近的一项研究中，Durnez 报告称，与 CK19 阴性 HCC 相比，CK19 阳性 HCC 在肝移植后肿瘤复发率更高[103]。

现有数据表明，肝祖细胞参与非酒精性脂肪性肝病的纤维化形成和进展，并且在慢性肝病期间激活肝祖细胞，可能增加 HCC 的风险。尽管如此，仍有必要进一步研究，以更好地阐明这些细胞在肝癌发生及肝脏应对非酒精性脂肪性肝病损伤时所具备的功能。

5. 结论

新近的证据表明，肠道微生物群，特别是肠道微生物群失调和肝祖细胞活化，在非酒精性脂肪性肝病的临床进程及 HCC 的后续发展中发挥了作用。肠道微生物主要从膳食化合物中产生大量生物活性分子，从而建立了高强度的微生物群 – 宿主跨基因组代谢，对病理状况产生巨大影响。肠道微生物群的失调可能导致细菌或其产物移位到肝脏，在肝脏中内毒素会引发炎症和肝细胞损伤，这对 HCC 的发展至关重要。

随后的肝损伤和肝细胞坏死可激活涉及肝祖细胞的次级增殖途径，肝祖细胞似乎是一种有助于肝癌发生的双向潜能细胞。

更好地了解这些因素对于理解非酒精性脂肪性肝病中的 HCC 发病机制和开发新的治疗方法是必要的，但需要进一步研究以明确其中的致癌过程。

参考文献

（赖春友）

第 9 章

肝癌中的脂质代谢

Guo-Dong Lu and Shing Chuan Hooi

⟨摘⟩⟨要⟩

HCC 占原发性肝癌的 90%，是造成全世界癌症相关死亡的第二位原因。随着肥胖和其他代谢综合征在成人和儿童中的流行，脂肪性肝病及其衍生 HCC 的发病率均呈上升趋势。新兴代谢组学研究揭示了脂质谱和其他代谢物在脂肪性肝病和 HCC 中的扰动。两种常见的代谢特征，即强迫脂肪酸氧化和糖酵解可区分 HCC 与健康肝脏和慢性非肿瘤性肝病。许多近期研究表明，肿瘤细胞的生存和肿瘤生长均依赖脂肪酸氧化，脂肪酸氧化的潜在翻译（DNA 复制、转录、翻译）影响同样引起人们的极大关注。阻断脂肪酸氧化可激活代谢应激诱导细胞死亡和抑制肿瘤生长。因此，脂质分解代谢在脂肪氧化方面，参与调控肿瘤维持，但容易受到药理破坏。阻断脂肪酸氧化的治疗潜力尚待进一步深入探讨。

关键词: 肝癌，脂质代谢，代谢组学，脂肪性肝病，非酒精性脂肪性肝病，非酒精性脂肪性肝炎，肝硬化

1. 简介

由于数十年来人们在控制乙型肝炎和环境毒物方面做出的努力，例如对污染食品中的黄曲霉素和池塘水中的微囊藻毒素的防治，中国和东南亚国家成功地改善了 HCC 的发病率[1-3]。相比之下，过去 30 年来美国和其他西方国家 HCC 发病率有所上升。据报道，慢性脂肪性肝病导致的病例比例

迅速增加，包括非酒精性脂肪性肝病或非酒精性脂肪性肝炎[4]。

流行病学研究证实，非酒精性脂肪性肝病是全世界最常见的肝病病因[4]。应用图像扫描进行诊断决策，非酒精性脂肪性肝病的患病率高达 25% ~ 45%[4-6]。非酒精性脂肪性肝病这种沉重的疾病负担可能反映了肥胖、糖尿病和其他代谢综合征的流行，这些代谢综合征在世界上仍呈上升趋势[7]。这些代谢紊乱的特点包括破坏葡萄糖和脂质稳态，全身和肝脏脂肪沉积，以及胰岛素抵抗。因此，无论是否发生肝硬化，这些代谢改变均可能使肝脏易发生慢性炎症和纤维生成，最终癌变为 HCC。此外，非酒精性脂肪性肝病与病毒性肝炎和环境毒物共存可能以更复杂的方式驱动疾病发展。

借助新兴代谢组学技术，肝病专家和生物学家能够全面了解肝脏疾病中高度复杂和动态变化的小代谢物全景图[8]。此类方法包括高通量质谱分析、磁共振波谱法和多元数据分析，允许对来自两种或多种肝脏疾病状态的样本之间数百至数千个代谢物的"全方位"剖面进行无偏倚的比较。与其他组学技术一样，代谢组学研究为肝脏疾病机制提供了新的见解，并鉴别出肝脏疾病和肿瘤发生新的生物标志物。近期研究通过对健康肝脏到非酒精性脂肪性肝病或非酒精性脂肪性肝炎、肝硬化和最终 HCC 等肝脏疾病不同阶段进行比较，表明 Warburg 转移（从线粒体氧化磷酸化到强迫细胞质糖酵解）和脂质分解代谢的增加早已在非酒精性脂肪性肝病或非酒精性脂肪性肝炎中发生，并贯穿整个致瘤病变过程[9]。

不同于已被广泛研究的肝脏脂肪生成和脂肪沉积，脂质分解代谢在肿瘤维持和发展中的作用最近才被揭示[10]。从机制上讲，脂肪酸氧化的脂质分解代谢及其上游自噬途径可能促进癌细胞的生存和肿瘤的生长，尤其是在严格的营养剥夺阶段。上述营养剥夺和代谢应激通常发生在实体肿瘤快速发展和临床栓塞干预的过程中。这些新发现揭示了脂质分解代谢在癌症治疗中的转化意义。

2. 脂质代谢在肝脏生理学中的作用

肝脏是体内脂肪代谢和脂肪沉积的核心器官[11]。通过与脂肪、肌肉和其他组织的良好协作，肝脏在维持脂质稳态和能量平衡中发挥着重要作用。当摄入热量过多时，脂肪酸主要在肝脏合成，其次是在脂肪组织中合成[12]。膳食中的碳水化合物是合成脂肪酸的主要碳源，可被消化为两碳单位——乙酰辅酶 A，这个过程被称为脂肪生成。过量的膳食蛋白质也可通过转化为乙酰辅酶 A 和其他三羧酸循环（也称为柠檬酸循环）的中间体促进脂肪生成。经过延伸和去饱和后，三个脂肪酸被一个甘油分子结合在一起形成三酰甘油。随后，三酰甘油与胆固醇、磷脂和蛋白质一起被包装入极低密度脂蛋白（very low density lipoprotein，VLDL）颗粒。VLDL 颗粒随后被释放到血液中并被运输到一些重要器官，例如在脂肪组织中作为三酰甘油的储存形式，在肌肉中则用于能量代谢，图 9.1 简要总结了上述过程。

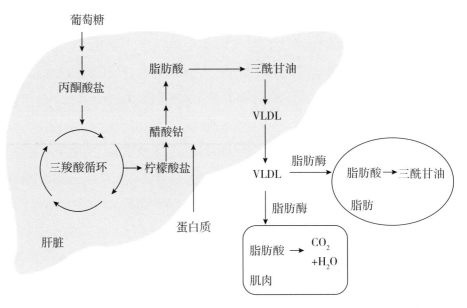

进食后，脂肪酸由葡萄糖和肝脏中过量的蛋白质合成。脂肪酸转化为三酰甘油后，被包装在 VLDL 颗粒中，然后转运至脂肪中储存，并在肌肉中进行能量代谢。

图 9.1 肝脏脂肪生成示意

当血清葡萄糖在下一餐前或短期禁食期间被用尽时，身体可以依次调动从糖原到三酰甘油的能量沉积。此过程受到激素的严格调控，并与胰岛素降低和胰高血糖素升高相互协作。对激素敏感的脂肪酶将三酰甘油分解成甘油和脂肪酸，后者则被释放到血液中。然后脂肪酸被运输到肌肉和其他组织以满足即时能量需求，通过这些部位将脂肪酸氧化成二氧化碳和水以产生能量。在长期禁食期间，机体主要通过脂肪酸的 β 氧化动员脂质，甚至通过一种被称为自噬的分解代谢过程来消化不必要的蛋白质和细胞器。

因此，脂质代谢对正常的肝脏生理十分重要。三酰甘油是储存脂肪能量的主要形式，主要存在于脂肪组织和肝脏中。然而，不健康的生活方式，如营养过剩和缺乏运动可能会破坏脂质稳态的平衡，破坏机体对胰岛素的敏感性[7]。从长远来看，脂肪在脂肪组织和肝脏局部蓄积，导致炎症和纤维生成，从而引起肥胖和脂肪肝[12]。

3. 脂肪肝在肝癌发病中的沉重负担

非酒精性脂肪性肝病是全世界公认的常见肝脏疾病[4, 13-14]。大多数非酒精性脂肪性肝病患者仅限于良性和隐匿性的肝脏脂肪变性。多达 25% ~ 30% 的非酒精性脂肪性肝病患者进展为非酒精性脂肪性肝炎[14]，这是一种伴有脂肪变性、炎症和纤维化等并发症的侵袭性非酒精性脂肪性肝病。非酒精性脂肪性肝病是 HCC 日益严重的病因，尤其是在病毒性肝炎发病率较低的地区，例如美国、英国和其他西方国家[13-14]。在过去的 30 年中，仅在美国，HCC 的发病率就从每 10 万人 1.5 例上升至每 10 万人 4.9 例[15]。有研究表明，非酒精性脂肪性肝病将在未来 10 年成为 HCC 的主要病因[16-17]，这不仅与肥胖和 2 型糖尿病的流行有关,还与诸多危险因素的成功控制有关,包括出生时接种 HBV 疫苗、采用新型抗病毒治疗的丙型肝炎、食品卫生（污染食品中含黄曲霉毒素）、饮用水源改变（池塘水中含微囊藻毒素）等。

非酒精性脂肪性肝病与既往代谢状态相吻合或在其基础上发生,在肥胖患者中占比高达 90%[18-19],在 2 型糖尿病患者中占比高达 70%[20-21], 这些都已被基于超声检查和肝活体组织检查的大型队列研究证实。如果考虑到超重和肥胖在世界范围内的流行背景,非酒精性脂肪性肝病的高患病率（全年龄段为 25% ～ 45%, 儿童为 10% ～ 20%）并不令人惊讶[14, 22]。在 1980—2013 年, 全球 BMI 超过 25 kg/m² 或肥胖成人的比例：男性由 28.8% 增加到 36.9%,女性由 29.8% 增加到 38.0%[7]。值得注意的是, 2013 年有 23.8% 的男孩（20 岁以下）和 22.6% 的女孩存在超重或肥胖。作为世界上最大的发展中国家,2012 年中国成人超重（BMI 为 25 ～ 30 kg/m², 30.1%）和肥胖（BMI 大于 30 kg/m², 11.9%）的患病率正在赶超西方国家。因此, 在发达国家和发展中国家,肥胖已经成为并将继续成为一项重大的公共卫生挑战。毫无疑问,在可预见的未来,非酒精性脂肪性肝病的患病率也呈上升趋势。

基于大规模前瞻性人群队列的荟萃分析显示,与正常体重的同龄人相比,超重和肥胖人群发展为 HCC 的风险分别增加 17% 和 89%[23]。男性的患病风险远高于女性。根据瑞典的一项大型队列研究,肥胖男性患 HCC 的风险是正常体重对照组的 3.1 倍[24]。另一项美国的研究报告称,超重和肥胖男性患 HCC 的风险增加了 4.5 倍[25]。在糖尿病患者中也发现了类似的趋势,El-Serag 及其同事报道,根据一项对病例对照和队列研究的系统回顾和荟萃分析, 2 型糖尿病男性患者发生 HCC 的风险是非 2 型糖尿病男性患者的 2.5 倍[26]。尽管目前尚未在大范围人群中证实,但一些病例对照研究表明,积极治疗肥胖（使用他汀类药物）和（或）糖尿病（使用二甲双胍）可能有利于降低 HCC, 其风险比分别为 0.74（95% CI：0.64 ～ 0.87）和 0.38（95% CI：0.24 ～ 0.59）[27-28]。

非酒精性脂肪性肝病可与其他慢性肝病共存,协同促进肝脏肿瘤的发生[13-14]。中国台湾省的一项大型队列研究观察到,肥胖联合丙型肝炎比单独肥胖或肥胖联合乙型肝炎具有更高的 HCC 风险（风险比分别为 4.13、2.36 和 1.36）[29]。此外,根据另一项基于 23 712 名中国台湾省居民的研究,与单纯肥胖（风险比：1.47, 95% CI：0.95 ～ 2.30）和单纯饮酒（风险比：2.56, 95% CI：1.96 ～ 3.35）相比,肥胖和饮酒在 HCC 发病风险中具有协同效应,其未校正风险比为 7.19(95% CI: 3.69 ～ 14.00)[30]。经多因素校正后,此协同效应仍然显著,校正后风险比为 3.82（95% CI：1.94 ～ 7.52）。非酒精性脂肪性肝病也可能导致隐源性肝硬化,其在发达国家 HCC 病例中占 30% ～ 40%[31]。非酒精性脂肪性肝病与隐源性 HCC 的关系只能通过病史查验。隐源性 HCC 导致晚期 HCC 可能经历了一个复杂的过程——从初期非酒精性脂肪性肝病或非酒精性脂肪性肝炎相关脂肪肝到随后广泛的脂质代谢[32-34],因此在诊断时无法观察到早期的脂肪变性。虽然肝硬化通常先于 HCC,但越来越多的研究表明非酒精性脂肪性肝病可能不经肝硬化而诱发 HCC[34-36]。根据最近一项美国医疗保健索赔数据库的研究,与糖尿病（36%）和慢性丙型肝炎（22%）相比,非酒精性脂肪性肝病可能占非肝硬化 HCC 的 59%[17]。

值得注意的是，非酒精性脂肪性肝病发展为 HCC 的风险可能不如肝炎病毒和黄曲霉毒素高。在无肝硬化情况下，单一非酒精性脂肪性肝病或非酒精性脂肪性肝炎因素对 HCC 死亡率的相对危险在长达 20 年的随访期内低至 0 ~ 3%[37]。非酒精性脂肪性肝病合并肝硬化的累积发病率则增加至 2.4% ~ 11.3%，但相比丙型肝炎合并肝硬化的发病率较低（5 年累积发病率为 17% ~ 30%）[34-35, 38]。相比之下，基于大型病例对照和横断面研究结果，感染 HBV 和 HCV 发展为 HCC 的相对危险为其 15 ~ 20 倍[3, 39-40]。一项对中国上海 18 000 名男性居民进行的巢式病例对照研究发现，单一 HBV 暴露可导致 HCC 风险增加 7.3，单一黄曲霉毒素暴露导致 HCC 风险增加 3.4，两者同时暴露则导致 HCC 风险显著增加（增加 59.4）[41]。然而，如果考虑到非酒精性脂肪性肝病的患病率高于病毒性肝炎（西方国家非酒精性脂肪性肝病患病率为 20% ~ 40%，病毒性肝炎为 6.3%；中国非酒精性脂肪性肝病患病率为 15% ~ 30%，病毒性肝炎为 11% ~ 14%），那么在公共卫生层面非酒精性脂肪性肝病对 HCC 发展的影响也不可忽视[3, 4, 13, 40]。

非酒精性脂肪性肝病促进 HCC 的潜在分子机制迄今尚不清楚。有几种假说已被提出。第一，慢性炎症、脂肪因子释放增加和胰岛素抵抗可能影响细胞增殖和反应性[42-43]；第二，脂肪生成和脂肪沉积的增加可能会引起广泛的脂肪毒性、氧化应激和相继的 DNA 损伤[44-45]；第三，致瘤性胰岛素样生长因子 /PI3K/mTOR、肿瘤坏死因子 / 丝裂原活化蛋白激酶和（或）IL/STAT3 通路积极参与 HCC 的发生[46-47]；第四，脂肪肝可能影响肝星状细胞，改变微环境，引起不可逆的肝纤维化和肝硬化[48]；第五，肠道菌群的改变可能通过细菌代谢产物影响 HCC[49]。

综上所述，非酒精性脂肪性肝病在 HCC 发展中的作用已被全球公认。尽管非酒精性脂肪性肝病的独立风险相对较低，但在未来几十年，非酒精性脂肪性肝病对公众健康的影响及其与其他慢性肝病在 HCC 进展中的协同作用，可能会构成巨大的威胁。

4. 肝脏肿瘤形成中的脂质代谢：基于代谢组学研究的见解

新兴代谢组学技术代表了一个功能强大的平台，以无偏倚方式解析全世界的代谢组数据，挖掘肝肿瘤形成中的新生物标志物和通路[8]。这种高通量策略可以完善其他组学技术（基因组学、蛋白质组学等），以改善 HCC 诊断、预后和肿瘤治疗。近期的代谢组学研究揭示了脂质代谢在肝脏致癌过程中的重要性。

最近，来自瑞士伯尔尼大学的 Beyoglu 博士和 Idle 博士，全面总结了慢性肝病和 HCC 中的代谢组学研究结果，根据主要代谢物和所涉及的代谢通路的改变，提出了从健康肝脏到肝癌之间，包含非酒精性脂肪性肝病或非酒精性脂肪性肝炎和肝硬化等慢性肝病中间阶段的 3 个生化进展环节[9]。在患病肝脏和健康肝脏之间发现了共同的"核心代谢表型"的改变[9]。非酒精性脂肪性肝病或非酒精性脂肪性肝炎早期发生胆汁酸和磷脂紊乱，并在肝硬化和 HCC 中持续存在。在 HCC 中，瓦尔堡效应（Warburg effect，增强细胞质糖酵解而非线粒体有氧呼吸）和诱导脂质分解代谢是常见的表型，在少数非酒精性脂肪性肝病或非酒精性脂肪性肝炎病例中即可被检测到。非酒精性脂肪性肝病衍生的 HCC 也显示了原本储存在脂肪中的三酰甘油代谢产物的上调。如图 9.2 中总结，在 HCC 中观察到的这些改变（亦称作代谢重编程）被认为是肿瘤的普遍特征之一 [50]。

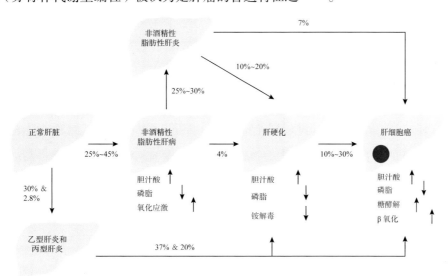

肝肿瘤发生过程为健康肝脏通过一些中度慢性肝病进展为 HCC，包括非酒精性脂肪性肝病或非酒精性脂肪性肝炎、肝硬化和病毒性肝炎。图中展示了早期或中期肝病进展至下一阶段的百分比。主要的代谢组学改变总结在此。

图 9.2　肝肿瘤发生过程中的代谢组学改变

非酒精性脂肪性肝病相关代谢组学研究使用了来自动物模型和人的血清及组织标本。作为脂肪变性的一种表现，脂肪生成（三酰甘油、甘油二酯和磷脂）[51-53] 和胆汁酸生物合成（胆固醇酯、胆碱和胆汁酸）[54-55] 通路均存在上调。肝脏脂质可能是通过增加磷脂酰胆碱和磷脂酰乙醇胺的转换 [9]，而不是在肝脏中从头生成和沉积，实现脂肪到肝脏的重排和重新分割。这一结论在小鼠饥饿试验中得到印证，即脂肪中最丰富的三酰甘油，三酰甘油（44∶2）和三酰甘油（48∶3）在饥饿试验 24 小时后在肝脏中显著沉积 [52]。在小鼠肥胖模型和人类非酒精性脂肪性肝病标本中，乳酸的普遍升高和葡萄糖的降低也证明存在糖酵解增加 [56-57]，这与胰岛素抵抗丙酮酸激酶 M2 的诱导作用是一致的 [58]。另外，肝脏脂质代谢持续地过度激活随即引起广泛的氧化应激，竞争性地抑制抗氧化生物物质，如谷胱甘肽和半胱氨酸 – 谷胱甘肽二硫化物 [54, 56]。作为非酒精性脂肪性肝病的晚期阶段——非酒精性脂肪性肝炎具有类似的脂肪生成（三酰甘油）和胆汁酸生物合成增加的现象 [53, 56]，但不同的是溶血磷脂酰胆碱降低 [59]，溶血磷脂酰胆碱降低和胆汁酸升高提示非酒精性脂肪性肝炎存在炎症。

肝硬化的特点是广泛的肝纤维化 / 再生和肝功能障碍，其直接原因是肝细胞损伤，间接原因是门脉高压。据估计，10% ~ 20% 的非酒精性脂肪性肝炎患者在 10 年的随访期内最终发展为肝硬化 [4]。代谢组学研究比较了健康人肝脏和肝硬化患者肝脏的血清或活体组织检查标本中代谢物的变化，但结果可能因病因不同而有所不同。与非酒精性脂肪性肝炎一样，肝硬化患者肝脏中溶血磷脂酰胆碱也出现减少[60]，但肝硬化与非酒精性脂肪性肝炎的不同之处在于存在多种代谢途径的肝功能障碍。第一，氨基酸代谢受损，表现为血清非必需氨基酸和芳香族氨基酸增加，但必需氨基酸特别是支链氨基酸缬氨酸和异亮氨酸减少[61-62]；第二，谷氨酸升高及谷氨酰胺和葡萄糖降低，表明铵的解毒作用被减弱[63]。因此，这些氨基酸代谢和铵解毒的代谢功能障碍可能共同反映了肝硬化的病理损害。

HCC 中的代谢重编程已在大量代谢组学项目中被研究。不断积累的数据表明，糖酵解和 β 氧化作用在 HCC 中普遍升高。一方面，使用糖酵解而非线粒体有氧呼吸（也称为 Warburg effect）是肿瘤中的一种常见代谢表型，虽然其反应率较其他类型的肿瘤低（增加 4 倍），这种表型通过以下代谢改变被证实，包括葡萄糖、柠檬酸和甘油酸 -3- 磷酸减少，以及乳酸和丙酮酸增加[64-69]；另一方面，β 氧化作用的常见诱导体现在 2- 氧戊二酸盐升高和游离脂肪酸、肉碱和肉碱酯减少[61, 64, 66, 68, 70-73]。这个主题将在后面深入探讨。与中间阶段的肝脏疾病一样，HCC 维持了上述胆汁酸和磷脂扰动的"核心代谢表型"[66, 71, 73-75]。一些研究结果还表明，HCC 与肝硬化具有类似的铵解毒和氨基酸代谢障碍[66, 72-73, 76]。

酒精性肝病和病毒性肝炎等其他慢性肝病与非酒精性脂肪性肝炎有一些相似的代谢改变，例如脂肪生成增加和溶血磷脂酰胆碱减少[77-78]。HBV X 基因（HBx）转基因小鼠模型的代谢组学分析结果证实，脂质代谢（三酰甘油、胆固醇、饱和脂肪酸和单不饱和脂肪酸）参与了 HBV 诱导的肝肿瘤发生[79]。这种相似性表明，尽管病因不同，但慢性肝病可能具有一些共同的生化和信号通路，特别是脂质代谢。

最近，一项来自欧洲的大型前瞻性队列的巢式病例对照研究比较了 114 例 HCC 患者诊断前收集的血清与 222 例匹配的对照，并严格控制了可能的混杂因素，如吸烟、饮酒等[80]。16 种涉及氨基酸代谢、胆碱代谢、多不饱和脂质代谢和铵解毒的代谢物被选为潜在的生物标志物。这些代谢组学变化实际上反映了 HCC 发生之前潜在的肝功能障碍（如上所述）。这些数据对于了解 HCC 肿瘤发生的过程至关重要。这项结果还表明，HCC 病例诊断前代谢谱和相应对照病例不同，这取决于肝炎感染状态、肝功能，以及从采血到 HCC 诊断的时间长短。

近期许多研究将代谢组学技术应用于生物标志物的探索，以优化 HCC 的诊断。一项中国研究使用一组代谢标志物（甲酸盐、植物鞘氨醇，以及 3α、6α、7α、12α - 四羟基 -5β - 胆碱 -24- 油酸）联合低 AFP（一种区分 HCC 和非肿瘤性肝脏的公认但精准度一般的生物标志物，区分阈值为 20 ng/mL），实现了 HCC 患者精准诊断 [曲线下面积（area under the curve，AUC）为 0.995 ~ 1.000 dB·s，灵敏度为 100%，特异度为 94.7% ~ 100%][73]。另一项中国研究使用 183 例人血清中的生物标志物（色氨酸、谷氨酰胺和 2- 羟基丁酸），在训练和验证数据集中也都达到了高精准度（AUC 为 0.969 ~ 0.990 dB·s）[69]。此外，前述欧洲研究[80]也证明了代谢物的诊断性能优于 AFP 和转氨酶。

综上，代谢组学研究提供了一些在慢性肝病和 HCC 中有用的生物标志物及潜在的生化通路。其中一些如胆汁酸和溶血磷脂酰胆碱可能属于慢性肝病背景下的"核心代谢表型"，并不一定能反映

HCC 的肿瘤状态。其他一些改变，例如铵解毒或氨基酸代谢的改变，可能表明肝功能受损。在 HCC 中，糖酵解和脂质分解代谢增强是常见的表型。这两个变化与 HCC 细胞在肿瘤快速生长过程中，蛋白质和膜合成对能量和中间代谢物的高需求一致。

5. 肝癌中的脂质分解代谢：一个潜在的治疗靶点

与增强的糖酵解相同，脂质分解代谢的过度活化在 HCC 和其他类型的癌症中也很常见。在肿瘤细胞中，脂质分解代谢和糖酵解可能具有一些共同的致癌功能。第一，两者在生理和病理上都是重要的能量资源；第二，它们的代谢支持严格代谢压力下的细胞存活和肿瘤生长；第三，它们可以为快速生长的肿瘤提供蛋白质和膜生物合成所必需的代谢中间物。

机体储存两类主要的能量资源：三酰甘油和糖原，肝脏在进食后合成三酰甘油和糖原。相对而言，三酰甘油提供的三磷酸腺苷（adenosine triphosphate，ATP）是糖原的 6 倍，因此三酰甘油是首选的储能资源。脂肪分解代谢以脂肪酸氧化的方式在心脏和骨骼肌中进行，这是身体中能量需求最高的组织。但是，正如上述代谢组学研究所示，在 HCC 和其他类型的癌症组织中，脂肪酸氧化的高活性可能在需要时提供过量的 ATP 生成。

在快速增生过程中，肿瘤细胞尤其是位于实体肿瘤结节核心的细胞，由于肿瘤新生血管生成不足，可能会经历营养和氧气供应受限。这种类型的营养剥夺和随之而来的代谢压力可能会驱使肿瘤细胞程序化死亡。然而，在产生抵抗的 HCC 细胞中，即使缺乏外源性葡萄糖和内源性糖原，活性脂肪酸氧化也能产生必要的 ATP 以保护细胞。最近，笔者通过比较饥饿敏感和饥饿耐受的 HCC 细胞证实了这一假说 [81]。结果表明，缺乏重要转录因子 *C/EBPα* 的饥饿敏感 HCC 细胞在体外强制葡萄糖剥夺过程中，无法启动脂肪酸氧化并在 12 小时内死亡。相比之下，表达 *C/EBPα* 的饥饿耐受 HCC 细胞可以激活自噬介导的脂质分解代谢，存活时间最长可达 8 天。但通过药物抑制剂或基因的 shRNA 干预阻断自噬和下游脂肪酸 β - 氧化，可以显著消除这种保护作用。此外，这种表型可以在小鼠体内异种移植实验中复制，*C/EBPα* 沉默的 HCC 细胞在接种至小鼠身侧后的几天内，由于广泛坏死而无法发展形成肿瘤结节。更重要的是，我们观察到人 HCC 组织中 *C/EBPα* 的表达水平与肿瘤坏死呈负相关。在人 HCC 中 *C/EBPα* 表达越高，肿瘤坏死越少。这些结果表明了脂肪酸氧化对细胞存活和肿瘤维持的重要性。

在细胞与肿瘤基质分离的过程中，也观察到脂肪酸氧化对细胞存活的影响。当细胞与细胞外基质的附着丧失（loss of attachment，LOA）时，来自实体肿瘤的细胞需要依赖脂肪酸氧化来生存 [82]。否则，细胞将在失巢凋亡中死亡，这是一种由细胞基质相互作用不足引起细胞凋亡的特殊形式。越来越多的数据表明，抗氧化剂和致癌基因（例如早幼粒细胞白血病蛋白、肉碱棕榈酰转移酶亚型 1C）可以激活脂肪酸氧化，在 LOA 和其他类型的代谢压力下支持细胞生存 [82-84]。早幼粒细胞白血病蛋白在一个侵袭性乳腺癌亚群中过度表达 [83]，而脑型肉碱棕榈酰转移酶亚型 1C 在人体肺癌中异常上调 [84]。

在脂肪酸氧化的帮助下，存活下来的癌细胞可以迁移到远处，并在潜在转移部位定殖。另外，在代谢压力下，脂肪酸氧化可以维持还原型烟酰胺腺嘌呤二核苷酸磷酸（reduced nicotinamide adenine dinucleotide phosphate，NADPH）水平从而抵消有害的氧化应激。在胶质瘤细胞中，抑制脂肪酸氧化导致 NADPH 显著降低，氧化还原产物的积累并最终引起细胞死亡[85]。随后发现脂肪酸氧化产生NADPH 的相关机制是由 LKB1–AMPK 途径介导的[86-87]。最后，一项研究表明，白血病祖细胞需要脂肪酸氧化来维持干细胞的特性[88]。

脂肪酸氧化对细胞生存和肿瘤生长的转化影响已于近期被证实。Samuduio 博士及其同事最初在体外研究中发现，脂肪酸氧化的药物抑制剂（乙莫克舍和雷诺嗪）可使白血病细胞对化疗药物诱导的细胞死亡敏感[89]。随后，一种新型抑制剂 ST1326 的抗肿瘤作用在患者来源的白血病原代细胞体外试验[90] 和 Burkitt 淋巴瘤的体内小鼠模型中得到证实[91]。此外，脂肪酸氧化抑制剂（乙莫克舍或CVT-4325）的协同作用在 L- 天冬酰胺酶处理的儿童急性淋巴细胞白血病细胞[92] 和地塞米松处理的淋巴细胞白血病细胞[93] 中被证实。最近，乙莫克舍被应用于 *MYC* 过度表达的三阴性乳腺癌[94]。结果表明，在 *MYC* 驱动的乳腺癌转基因小鼠模型和患者来源的异种移植模型中，抑制脂肪酸氧化均可显著抑制肿瘤生长。

营养缺乏不仅可能发生在实体肿瘤病理性生长阶段，还可能发生在临床干预期间。栓塞治疗，尤其是 TACE，适用于约占 20% 的中期 HCC 患者（BCLC 分期中的 B 期）[95]。通过阻断向肿瘤结节供血的主要动脉，这种临床干预旨在使肿瘤细胞凋亡和缺氧。脂肪酸氧化是否有助于 HCC 细胞逃避由栓塞引起的细胞死亡，以及这种生存优势是否有助于 HCC 复发，还有待确定。了解添加脂肪酸氧化的药物抑制剂是否有利于 TACE 治疗的有效性和安全性也十分令人感兴趣。

总之，脂质分解代谢（尤其是脂肪酸氧化）在营养缺乏诱导的代谢应激过程中对肿瘤细胞的存活和生长很重要。多项研究证实了脂肪酸氧化抑制剂在体外和体内的抗肿瘤作用。该靶点的治疗潜力需进一步探索。

6. 结论与展望

脂质代谢对健康和病变的肝脏都必不可少。很明显，随着肥胖、糖尿病和其他代谢综合征的流行，非酒精性脂肪性肝病、非酒精性脂肪性肝炎和由非酒精性脂肪性肝病衍生的 HCC 发病率将在未来呈上升趋势。由营养超负荷诱导的脂肪生成在肝脏中占主导地位。过多的脂质沉积在脂肪和肝脏中，导致脂毒性、氧化应激和炎症反应。代谢组学研究分析了脂肪肝中受干扰的代谢物谱，并确定了几种新的生物标志物和生化途径。在此癌前阶段，增强脂质分解代谢及饮食控制将对健康有益。这一目标可以通过定期体育锻炼、医疗干预（例如服用他汀类药物或盐酸二甲双胍片）和其他预防措施实现。根据大型流行病学研究报道，饮用咖啡或茶可降低 HCC 风险[96]。在机制方面，咖啡（咖啡因）和茶（表没食子儿茶素 –3– 没食子酸酯）的主要成分被发现可促进自噬和脂肪酸氧化[97-98]。

HCC 中脂肪酸氧化的诱导可能反映了肿瘤快速生长和细胞生存的高能量需求。越来越多的代谢组学研究证实了这一变化。然而，从最初的脂肪性肝病中脂质净增到 HCC 中脂质损失增加，从而导致代谢重编程中的致癌驱动因素还没有被揭示，但是脂肪酸氧化的转化影响和治疗潜力正受到越来越多的关注。定向抑制肿瘤细胞中的脂肪酸氧化可能有助于癌症治疗，特别是在 TACE 的严格局部使用的情况下，然而，这一假设尚未得到确切的验证。研究全身应用脂肪酸氧化抑制剂在非肿瘤组织中的安全性尤为重要。

参考文献

（石　瑛）

后 记

许可

  本书的所有章节均由 InTech Open 在伦敦大学学院首次发表，在满足知识共享署名许可协议或同等协议下发布。这本书中的每一章都经过我们仔细审查，其意义也经过广泛讨论。本文所涉及与主题相关的重大发现将推动该学科的发展，甚至可作为实际应用，也可作为另一个发展方向的起点。

  本书的贡献者背景各异，使编写成为一个真正意义上的国际工作。本书将开辟新的前沿，并将带来革命性的研究信息，以及在世界各地最新进展的详尽分析。

  我们要感谢所有为本书做出贡献的作者，感谢他们运用专业知识使这本书独具特色。他们在本书的发展过程中扮演了至关重要的角色，为其付出了巨大努力。他们汇编了关于该主题各个方面的最新信息，使这本书成为值得众多专业人士和学生选择的宝贵资源。

  本书的愿景是在这一领域传播最新的信息和先进的数据。为了确保这一点，主编及作者们成立了一个专业的编委会。编委会的每个成员都经过严格的评估，以证明自己的价值。之后，他们投入了大量的时间为我们的读者调研和撰写相关内容。

  编委会成员在最初就参与了本书的制作，花了大量时间研究和探索不同的主题，最后才促成了本书的出版。他们通过本书分享了自己积累数十年的知识。为了加快完成这项具有挑战性的任务，发行商在每一阶段都给予了团队全力支持。此外，还成立了一个小型助理编辑小组，进一步简化编辑程序，以实现最佳的阅读效果。

  除了编委会，设计团队也投入了大量时间来理解主题和设计封面。他们仔细检查每一张图片，寻找最适合主题的表达方式，并为这本书设计了一个合适的封面。

  出版团队一直热情地给予编辑、设计和制作团队支持。他们为这个项目招募最优秀的人才，大家付出的无尽努力，促成了本书的完成。作为学术领域的资深人士，他们的知识储备和在印刷方面的经验一样丰富。事实证明，他们的专业知识和指导在每一步都是有用的，正是他们对质量标准从不妥协，使得本书成为一项卓越之作，而且他们总是在鼓励着每一个人。

  最后，出版社和编委会希望本书能为全世界研究人员、学生、实践者和学者提供宝贵的知识。

关于本书

肝癌（liver cancer）是肝脏形成的肿瘤，其可在肝细胞、胆道、免疫细胞、肌肉和血管中形成。许多肝癌可由胃肠道肿瘤转移而来。肝细胞癌和胆管细胞癌是最常见的肝癌类型。肝细胞癌有贫血、呕吐、腹部包块和疼痛、黄疸、发热等症状，这种癌症通常在晚期才被发现。胆管细胞癌有黄疸、肝大、腹痛、出汗和体重减轻等症状。肝癌的主要病因是乙型肝炎和丙型肝炎病毒感染所致，及过量饮酒引起的肝硬化。多种影像学技术被应用于肝癌诊断，如CT、MRI、超声、内镜逆行胰胆管造影、磁共振胰胆管成像等。部分切除术、肝移植、经皮消融、TACE、光动力治疗、近距离治疗和RFA等都可用作肝癌的治疗方法。这本书呈现了肝癌领域的最新研究，涵盖了国际专家在肝癌症状、分期和治疗方面的成果。连贯的主题、简单易懂的描述和广泛应用的案例使这本书成为宝贵的知识资源。

彩 插

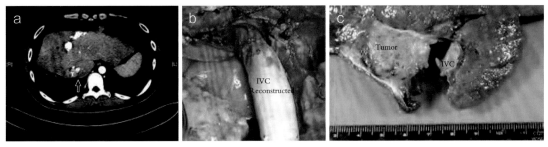

a.移植前CT血管造影术中，肿瘤（T）与下腔静脉壁紧密黏附，无明显侵犯（箭头），在受体手术期间，肝脏与肿瘤附近的下腔静脉段整体移植，使用冷冻保存的髂静脉重建下腔静脉；b.移植物；c.最终大体病理显示肿瘤没有管腔内侵犯。Reconstructed：重建；IVC：下腔静脉；Tumor：肿瘤。

图2.1　1例HCC患者接受LDLT

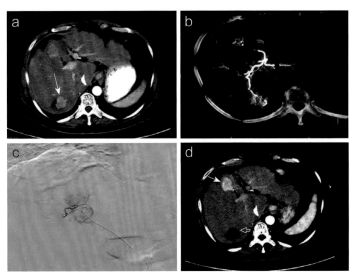

a.腹部动脉期增强CT显示肝脏Ⅶ段肿瘤明显强化（箭头），符合HCC表现；b.术中锥形束CT血管造影显示肝脏Ⅶ段HCC的血管供应；c.供血动脉内微导管的数字减影血管造影显示"肿瘤血流征"，无侧支实质供应；d.8周随访扫描显示完全缓解，肝脏Ⅶ段治疗的病变未见动脉强化（空心箭头），前方可见新发第Ⅷ段病灶强化影（箭头）。

图3.1　肝癌化疗栓塞术

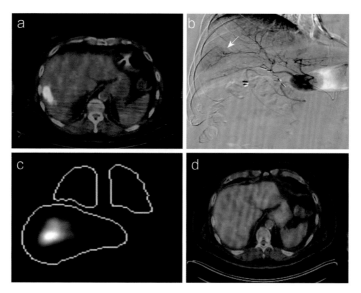

a.右肝见约 5 cm 结直肠癌转移性病变，FDG 浓聚；b.肝总动脉微导管数字减影血管造影显示肿瘤血管增生（箭头）和内脏血供；c.将 MAA 注入肿瘤供血血管后获得的闪烁扫描，目标区域（ROI）显示肝脏和双肺，肺部目标区域未见明显计数，因此，该患者符合 ^{90}Y 放射栓塞治疗的条件；d.随访 8 周 PET/CT 显示 ^{90}Y 放射栓塞治疗后完全缓解，无异常 FDG 活性残留。

图 3.2   转移性肝癌的放射栓塞

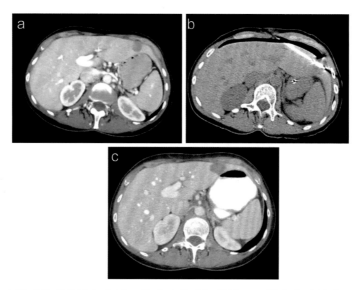

a.患者为 59 岁女性，左肝叶转移平滑肌肉瘤，肿瘤延伸至肝前缘；b.微波消融转移灶，为了使消融边界覆盖肝前缘而不损伤腹膜和腹壁，通过向肝脏前方注入二氧化碳气体进行气分离，从而将肝脏与腹膜分开；c.术后 CT 显示转移灶完全缓解。

图 3.3   用气分离技术行肝转移灶热消融术

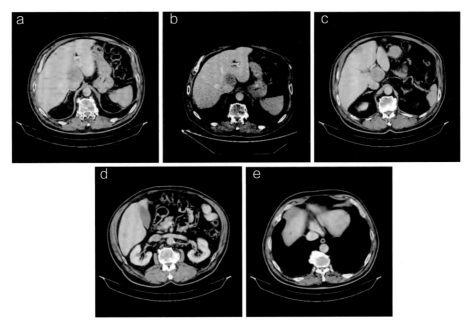

a.3 段、1 段（尾状叶）肝转移瘤；b.尾状叶转移肿瘤毗邻下腔静脉，包裹肝中静脉；c.4 段转移瘤；d.6 段转移瘤；e.8 段转移瘤。

图 6.1　73 岁患者腹部 CT，中段直肠腺癌，同时多发肝转移 [5]

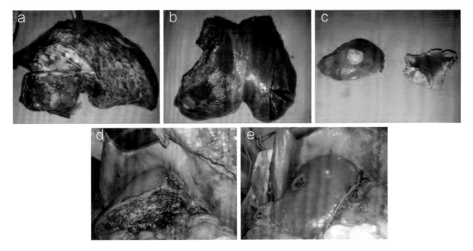

a. 左肝及 1 段标本，可见 1 段转移瘤伴肝中静脉包裹；b.3 段和 4 段转移瘤标本；c. 切除的 6 段和 8 段结直肠癌肝转移标本；d、e. 完全切除结直肠癌肝转移后残肝的术中图像。

图 6.2　肝优先手术（左肝切除术扩大至 1 段、6 段和 8 段转移瘤切除）

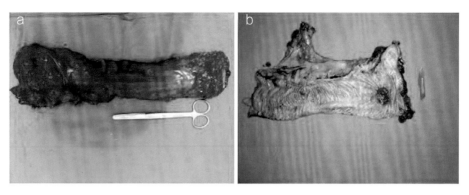

a. 低位直肠切除术合并全肠系膜切除术标本；b. 同一标本切开后（切除缘至少 2 cm）。

图 6.3　短期放疗后行低位直肠切除术标本（患者首次肝切除后接受放疗）

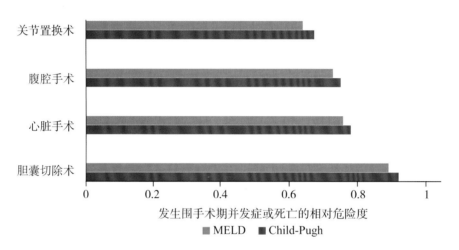

图 7.1　Child-Pugh 和 MELD 评分的增加对围手术期并发症或死亡相对危险度的影响

（资料来源：本图源自 Hanje 和 Patel[10]）

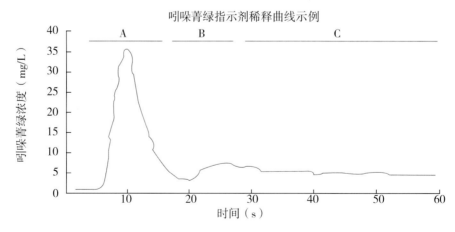

常用 15 min 时吲哚菁绿滞留率（%）来评估肝功能。

图 7.2　由连续采血法或光脉冲分光光度法获得的吲哚菁绿血浆清除曲线

（资料来源：图修改自 Cha 等[39]）

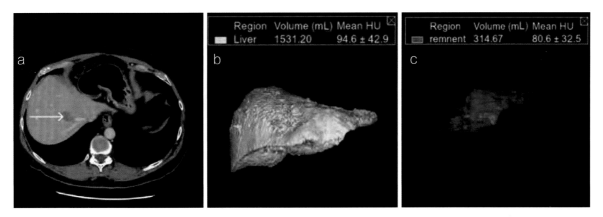

a. 横断面 CT 平扫示肝 8 段有一低密度影符合结直肠癌转移灶（箭头），先天性小肝左叶；b. 门静脉右支栓塞术后 6 周的三维重建影像及肝总体积（1531.20 mL）；c. 门静脉右支栓塞术后 6 周的三维重建影像及 FLR（314.67 mL），左侧残肝体积占肝总体积的 20.5%，患者行肝右叶切除术。Region：层面；Volume：体积；Liver：肝脏；Mean HU：平均 CT 值，HU 是单位；remnent：残留。

图 7.3　CT 检查评估肝脏体积示例

IL：白细胞介素。

图 8.1　肠道微生物群和肝祖细胞在肝脂肪变性到脂肪性肝炎和肝硬化这一肝损伤进程中的作用